なぜあなたの発表は伝わらないのか？

できてるつもり!? そこが危ない プレゼンテーション

佐藤 雅昭

メディカルレビュー社

■本書に記載された内容に関して，操作などのサポートは一切行っておりません．また，本書を使用して発生したいかなる損害にも，弊社および著者は一切の責任を負わないものとします．予めご了承ください．
■本書に掲載した会社名，プログラム名，システム名，製品名などは，個々の所有者の登録商標または商標です．本文中では®，™マークは省略しています．
■本書に掲載したURL，製品名などは2017年6月現在のものです．これらは予告なく変更される可能性がありますが，その際はご容赦ください．

株式会社メディカルレビュー社

はじめに preface

　発表が「なぜ伝わらないのか？」と悩む人は意外と少ないと思います。それは，伝わったかどうかは「相手」の問題であり，自分ではわかりにくいからです．本書が目指すは「相手本位のプレゼンテーション」です．「伝わらない」原因になっているかもしれない40のQuestionから，読者の皆さんが自問自答できる形でまとめてみました．一読いただくと，普段何気なくやっている発表準備や方法に「ハッ」とする部分があるかもしれません．

　発表の恐ろしさは，自分の発表がイマイチだと思っても，喉元を過ぎれば熱さを忘れてしまう点，ある程度経験を積むと，ますます何となくできる気になってしまう点です．Acceptされるまで終われない論文執筆とは大きく異なります．別の言い方をすれば，改善しなければ――と思わされるようなフィードバックがかかりにくく，自ら進歩しようというモチベーションが湧きにくいのが「発表」，「プレゼンテーション」です．ところが世界を見渡すと，一流と言われる研究者の多くが効果的なプレゼンテーションの重要性を強調しています．それはプレゼンテーションが，論文と両輪を成す研究の重要な柱だと認識しているからです．「伝わる発表」には，研究躍進の鍵が隠されているのです．

　中には日本語なら上手く発表できるけれど，英語になるとダメという人もいるでしょう．たしかに英語の難しさはあります．しかし実は発表技術の本質的な部分に未完成な部分があり，日本語なら何となくごまかせるところが，英語になるとごまかせないのかもしれません．

　本書は，発表の初心者はもちろん，ある程度経験を積んできた方にこそ読んでいただきたいと思い執筆しました．英語の発表技術を向上させたいと思っている方にも，「英語以前の問題」に是非目を向けていただきたいところです．本書を手にした読者の皆さんが，ご自身の発表を見直すきっかけになれば幸いです．

2017年5月　佐藤　雅昭

CONTENTS

はじめに …………………………………………………………………… 3

プロローグ
そもそもプレゼンとは？

Q1 論文にはない，「ライブ」の威力を認識しているか？ ………… 8
Q2 発表は諸刃の剣だと気付いているか？ ……………………… 12
Q3 あなたの「発表」は，進化の歩みを止めていないか？ ……… 14
Q4 英語の発表だからと必要以上にビビッていないか？ ………… 16

CHAPTER 1　相手本位のプレゼンテーションとは？
The audience is always right.

Q5 「相手本位のプレゼンテーション」を意識しているか？ ……… 20
Q6 時間内に終われるか
　　　──発表は相手の時間を消費するものだと認識しているか？ …… 23
Q7 熱くなりすぎていないか？ ……………………………………… 26
Q8 発表が双方向コミュニケーションだと意識しているか？ …… 28
Q9 聴衆がどんな人たちかを知ろうとしているか？ ……………… 31
COLUMN 相手を知ろうという姿勢は良好なコミュニケーションの鍵 …… 34
Q10 聴衆はあなたの発表に興味がない，と認識しているか？ …… 35
Q11 結論を最初に言う習慣を身に付けているか？ ………………… 37
Q12 その発表でイイタイコトを20秒で述べられるか？ …………… 41

◎てるくんのプレゼンテーション① ················· 45

CHAPTER 2 | **相手本位のスライド作り**
聴衆に負荷をかけないための原則

Q13 できるだけ絵や図にしているか？ ················· 50
Q14 6 行ルール（英語なら 7 行）を守れているか？ ··········· 54
Q15 箇条書きやフローチャートで視覚化できているか？ ······· 59
Q16 アニメーションを上手く使えているか？ ············· 62
Q17 1 秒で伝わるスライドタイトルを付けているか？ ········ 65
Q18 まさか聴衆に視力検査をさせていないか？ ············ 67
Q19 安易なコピペに頼っていないか？ ·················· 73
Q20 自分にしかわからない略語を使っていないか？ ········· 75
Q21 派手になりすぎていないか？ ···················· 79

◎てるくんのプレゼンテーション② ················· 82

CONTENTS

CHAPTER 3 パート別・プレゼンテーションのコツ
聴衆をイイタイコトに導くために

Q22 向かうべき北極星を最初に示せているか？ ………………………… 92
Q23 「自分の問題だ」と思わせるイントロダクションにしているか？ …… 96
Q24 サラッと本題に入れているか？ ………………………………………… 101
Q25 相手に解釈を任せていないか？ ………………………………………… 103
Q26 明日に向かって発表しているか？ ……………………………………… 108
Q27 結語（take home message）を意識しているか？ …………………… 111
COLUMN「Acknowledgements」や「謝辞」を入れるべきか？ ………… 114

CHAPTER 4 プレゼンテーションを洗練する
それで本当にイイタイコトが伝わるのか？

Q28 すべてのスライドのベクトルが北極星に向かっているか？ ………… 116
Q29 時間制限を早口でカバーしようとしていないか？ ………………… 118
Q30 「話してみた感じ」でセリフとスライドを調整できているか？ …… 120
Q31 人の言うことに耳を傾けているか？ ………………………………… 123
Q32 自分の話し方の癖を見抜いているか？ ……………………………… 125
Q33 音程を下げて，腹には力を入れているか？ ………………………… 128
Q34 「立て板に水」になっていないか？ ………………………………… 130

◎てるくんのプレゼンテーション③ …………………………………… 133

CHAPTER 5　いよいよ本番
相手本位のプレゼンテーションへ

Q35 質疑応答1　質問を言い換える準備ができているか？ ……… 152
Q36 質疑応答2　質問を遮る準備ができているか？ ………… 155
Q37 質疑応答3　泣きつく準備はできているか？ …………… 157
　COLUMN 共同演者の役割について ……………………………… 160
Q38 潔く諦めて（明らめて）いるか？ …………………………… 161
Q39 出だしに集中しているか？ …………………………………… 164
Q40 失敗から学んでいるか？ ……………………………………… 166

◎てるくんのプレゼンテーション④ ………………………………… 169

あとがき ………………………………………………………………… 179
Message List …………………………………………………………… 180

プロローグ
そもそもプレゼンとは？

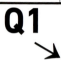

論文にはない,「ライブ」の威力を認識しているか？

　皆さんの学会などでの「発表」や,あらゆる場面でのプレゼンテーション（プレゼン）が,より効果的なものになるよう願って,私は本書の原稿を書いています。なんて言うと偉そうで申し訳ないのですが,実際に見ていると,効果的でなく,「すごく頑張っているけれど,もっとこうすれば,さらに良い発表になるのに」と思える惜しい発表,残念な発表やプレゼンが多いのです。

「発表」と論文の違いに気付いているか？

　どうすれば効果的な,「伝わる」発表になるのかという話に入る前に,まずは**効果的な発表をすることにどんな意味があるのか**を知っていただきたいと思います。本書を手に取っている読者は,いろいろな分野の研究者や,研究の入り口にいる大学院生,あるいははじめての症例報告を控えている若手医師,看護研究の発表を控えた看護師さん,さまざまだと思います。たとえば研究者であれば,論文発表という方法もあります。一度出版されれば,文献検索でいつでもどこでも誰でも読める論文は,一見するとその場限りの学会発表よりずっと効率が良く,しかも情報を正確に伝えられる方法のように思うかもしれません。

　しかし実は,聴衆の前で行う学会などの**「発表」や「講演」は,論文と比べ物にならない大きな力を持っています**。「発表」は基本的にその場限りのものです。逆説的に聞こえるかもしれませんが,その場限りであるがゆえに,効果的な発表はその場の聴衆に非常に大きなインパクトを

直接与えるのです。その場限りであるからこそ、聴衆は面白い発表であれば、その一瞬を逃すまいと集中し緊張します。発表では後で繰り返し読める論文とは異なる緊迫感が生まれるからこそ、聴衆にはより強い印象が残るのでしょう。

これはちょうど、音楽を CD や配信で聴くのと、コンサートやライブで聴くのとの違いのようなものです。繰り返し聴ける録音済みの曲と、その場限りの生演奏では同じ曲でも聴き手に与えるインパクトが違うのです。もちろん学術的な発表と音楽を同じように考えることはできませんが、学術的な発表でもライブで得られるもの（論文では得られないもの）がいくつもあります。たとえば、その学術的な知識の背景にあるストーリー性やそれを語る人物の雰囲気、考え方や情熱、そして忘れてはならないのが、そうしたライブでの発表に対する他の聴衆の反応です。意外な盲点かもしれませんが、音楽のライブでも他の観衆が盛り上がるから自分も盛り上がる、という部分があるでしょう。「発表」を聴いている場合も、周りが「ホホ〜ッ」と思えば、不思議と自分もそう思うものです。

知ってもらうのと、信じてもらうのは次元が違う

あなたがその研究分野では新参者で、まだあまり認知されていない研究者だとすると、すごく良い論文を書いたとしても、有名な研究者や、その元で書かれた論文に比べると、どうしても学術誌に掲載されにくいと思います。Reviewer も人間なので、相手の顔が見えているかどうかが重要なファクターになるのです。しかしもしあなたが、国際学会ですごく良い発表をしていれば、状況は一変するはずです。顔が見えていれば、「あ〜あの話ね」ということで、より深く理解してもらえます。実際、私もそのような経験がしばしばあります。

結局、論文を通して紙の上で「知ってもらう」ことと、実際に顔を見せて「理解してもらう」、「信じてもらう」ことにはギャップがあり、そのギャップを効果的に埋めるのが、良い発表だということになります。

形として残る論文を書くことは研究者に必須ですが，**論文を本当に活かすのは，形には残らないけれど印象に残る発表**だと思います。発表と論文は，研究の成果を世に送り出す両輪の役割を果たします。

この話を突き詰めていくと，結局研究の世界でも何でも，ある程度上がっていけば，そこにはある種のコミュニティが形成されているということになります。特定の分野で活躍している人というのは，自ずとある程度限られてきます。よほどの犬猿の仲でなければ，国際学会で宴席を共にする機会も出てくるので，友人でありライバルでもあるという関係が自然に生まれてきます。そのような，ある種の「クラブ」に入っていくためには，「良い発表」を通じて知ってもらうだけでなく，理解してもらう，信じてもらう必要があります。もしあなたが，この先も研究でキャリアを積み上げていこうと思うのなら，論文を書くだけでは不十分で，良い発表をすることが不可欠です。

あらゆる場面で活きる，効果的なプレゼン

将来研究の道を進み続けるかどうかわからない，という**若い人たち**

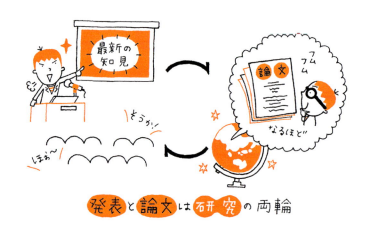

も，今から「発表」の技術を磨くことで，あなたの将来の可能性を大きく広げることができるはずです。効果的なプレゼンの考え方や技術は，学術的ではないあらゆる場面でも活きるし，逆に普段の生活の中で効果的な発信をできることが，いざというときの効果的な発表につながると思います。本書でこれから解説する，情報の整理・階層化と，相手の立場に立って発言するコミュニケーションのツールとしての発表技術は，たとえば医師であれば患者さんに適切な説明をし，また患者さんの話に耳を傾け，良い関係を築いて共に治療を進めていくうえで不可欠な技術です。職業や立場，場面が違っても「いかにして自分のイイタイコトを伝えるか」という命題では結局，それが一方通行の伝達技術ではなく，双方向コミュニケーションの上に成り立つ対話であるという考えが重要になるのです。本書の内容を日常のいろいろな場面で活用し修練しながら，ここぞというときの「良い発表」につなげていただければと思います。

MESSAGE →

**良い発表は，
相手を引き込む「ライブ」であり，
コミュニケーションだ。
研究成果を世に送り出すために，
論文と両輪を成す重要な役割がある。**

発表は諸刃の剣だと気付いているか？

Q1で述べた通り，「発表」にはライブの威力があり，自分の研究内容を知ってもらうだけでなく，理解して信じてもらう重要な役割があります。「発表」の持つ大きな意義は，その訴えかける力にあると思います。顔が見えるからこそ，その人の言うことを信じることができるのです。

それはなぜかといえば，発表者の話し方，表情，しぐさ，見た目などから，どれくらい信用に足る人物かを評価されるからです。加えて，発表の組み立てや質疑応答での立ち居振る舞いなどは，発表内容に対する発表者の知識や考えの「深み」を示唆する効果があるからでしょう。

しかし「発表」にこのようなインパクト，威力があるということは，裏を返せば，聴衆の期待を裏切るような発表は，発表者に**挽回困難なネガティブなレッテル**が貼られかねないという危険性もあるのです。「発表」は多くの人が思っている以上に大きな威力を持つ大きなチャンスであると同時に，**上手くいかなければ思いがけないダメージを受けかねない諸刃の剣**なのです。プレッシャーをかけるつもりはありませんが，発表の機会はいい加減なことをすれば結構尾を引くピンチにもなるのです。だからこそ，1回の発表も疎かにせず，きっちりとやるべきことをやって結果を出していっていただきたいと思います。

変に気負う必要はありません。気負いはかえってマイナスに働きます（**Q7**）。そうではなく，発表というものの持つ怖さを認識したうえで，本書に書かれていることを中心に，きっちりやるべきことをやっていけば，本来怖いものはないはずです。

ただし，決して，絶対に失敗してはいけないというわけではありませ

ん。むしろ，失敗を失敗と思わなかったり（思えなかったり），「こんなもんでいいや」と中途半端に満足してしまうことが怖いと思います。そして，失敗するなら早いほうが良いでしょう。若いうちから本書に書かれていることを身に着けておいて損はないだろうと思うのです。

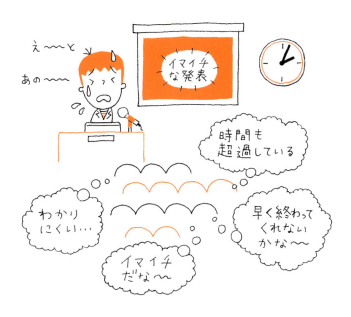

MESSAGE

発表の持つ「怖さ」を知ろう。
一期一会の精神で，きっちり結果を残していこう。

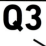

プロローグ
そもそもプレゼンとは？

あなたの「発表」は，進化の歩みを止めていないか？

　プレゼンは，少なくとも母国語（日本語）であれば，何となくできてしまうことが多いと思います。最初のうちは人前で話すことに慣れていなかった人も，場数を踏むうちに何とか形になってきます。「英語での発表は二の足を踏むが，日本語の発表はまぁ何とかなるかな」と思っている方も多いのではないでしょうか。

　しかしそこが大きな問題です。見ていると，不慣れな「初心者」（医師なら，まだ発表をほとんど経験したことのない研修医）をいったん抜け出した多くの人たちは，もはや自分の行う発表について驚くほど無頓着です。進化の歩みを止めてしまっているのですね。それゆえ，イマイチな発表をしても，それをイマイチと思わないし改善しようとも思わないのです。Q2 で述べたように，「発表」には威力があると同時に「怖さ」があるのですが，すっかり鈍感になってしまって，1 回の発表をいい加減に終わらせる傾向があります（自戒の念を込めて言っています）。

　その結果，実は発表を通じて得られるであろう多くのメリットを失うと同時に，イマイチな発表をすることで知らないうちに大きなダメージを受けてしまうのです。もう少し進化すれば立派な文明が栄えるというのに，猿人のままで止まってしまっているようなものです。

　ですので，ある程度経験を積んだ人にこそ，あえて言いたいのです。惰性で発表をしていませんか？　進化の歩みを止めていませんか？　今日の発表が昨日の発表より，少しでも良くなるように何か工夫をしていますか？

　そうした努力や工夫を重ねることこそが，発表を聴いてくれる人に対

しての礼儀であろうと思います。私自身もちょっと油断すると，ついつい惰性で発表してしまうのですが，進化し続けようという姿勢は本当に大切です。

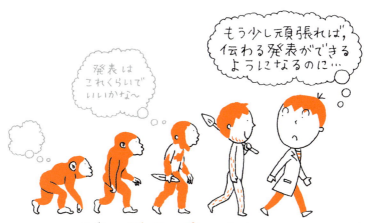

あなたの発表は進化の歩みを止めていないか？

MESSAGE

（特にある程度経験のある人へ）
惰性で発表していないか？
少しでも良くなるように工夫しているか？
今日の発表こそが自己ベストであるように，
意識して進化し続けよう。

プロローグ
そもそもプレゼンとは？

英語の発表だからと必要以上にビビッていないか？

　慣れない英語での発表，ビビりますよね。それはいいのです。ただ，「英語」に圧倒されて発表の本質を忘れていないか？　が問題です。

　Q3では，母国語である日本語の発表であれば，ある程度経験を積むと何となくできてしまう（できてしまう気になる）ことが多いので，進化の歩みを止めてしまう人が多い，という話を書きました。ここはその逆です。英語の発表を前にすると，英語に圧倒されて，プレゼンの基本的なことが置き去りになってぐちゃぐちゃになってしまう人がいます。

　日本人には英語でのプレゼンが苦手な人が多いという印象があります。ヨーロッパの，英語を母国語としない国の人たちと比べてもそのように思います。英語に対するコンプレックスが強いせいか ─言語的な性

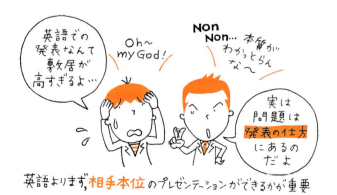

質が日本語と英語で異なるせいなのか―（このあたりは拙書『流れがわかる英語プレゼンテーション How To』でいろいろと議論しています）。ともあれ，私たち日本人は，英語と聞くと圧倒されて，身構えてしまうことが多いのです。

日本語も英語もプレゼンの本質は同じ

　日本人の先生が海外の学会で発表しているのを見ると，もちろんお上手な先生はたくさんいますが，あまり上手くいかない例の多くは，英語に意識過剰になりすぎて，プレゼンの基本を置き去りにしているように思います。仮にそれが日本語だったとしても，「この発表は伝わらないだろうな」というプレゼンが多いのです。たとえば，結論がどこにあるのかわからない発表（**Q11**）や，スライドの文字数が多すぎて情報過多の発表（**Q14**）などです。ですが，本書で解説する**プレゼンの基本つまり「相手本位のプレゼンテーション」は，英語でも日本語でも全く変わりありません**。母国語である日本語だからと惰性でこなしてしまうプレゼンも，外国語である英語だからとビビッて本当に大事なものを見失ってしまうプレゼンも，このプレゼンの本質に対する意識とトレーニングがしっかりできていないために起こるのではないかと思うのです。

```
            「発表」の本質
                ‖
           相手本位の
         プレゼンテーション
          （Q5 以降参照）

       この基本ができていないと……

   ↙                              ↘
日本語発表                      英語発表
惰性での発表                英語に意識過剰
```

実は英語プレゼンのほうがきちんとできている例もある

そうは言いつつも，実は英語で準備をしてもらったほうがきっちり仕上げてくる人が多いという印象があるのも事実です。もしかすると，母国語ではない英語でのプレゼンということで，より基本に忠実に準備をしている（行き当たりばったりで済ませようとしない）というのが理由の1つかもしれません。

そしてもう1つは，英語はロジックがしっかりした言語であるだけに，いい加減な構成が入る余地が少ない，ということかもしれません。たとえば，日本語は「起承転結」を基本とする言語ですが，プレゼンとなった場合，このような奥ゆかしい，結論を最後にもってくる話の進め方は明らかに不利（聴いていてわかりにくい）です。英語は徹底的に結論を最初にもってくる言語なので，これに慣れてしまうと，逆に日本語のプレゼンもよりわかりやすくなる，ということが起こりえるのです。

本書ではこれ以上，英語のプレゼンについて詳しく解説しません。英語のプレゼンについては拙書にも詳しく解説してありますし，何より私がイイタイコトは，日本語・英語にかかわらず，発表の本質 ―相手本位のプレゼンテーション―だからです。

MESSAGE

日本語でも英語でも，発表の基本は同じ。
日本語だからと疎かにせず，英語だからとビビらず，
プレゼンの本質を見失わないようにしよう。

第一章

なぜあなたの発表は伝わらないのか

CHAPTER 1

相手本位の プレゼンテーションとは？

The audience is always right.

CHAPTER 1	相手本位のプレゼンテーションとは？
	The audience is always right.

Q5 「相手本位のプレゼンテーション」を意識しているか？

　本書ではただ1つ，あなたの発表を**見る側・聴く側の立場に立つこと**の重要性を言っています。これが「相手本位のプレゼンテーション」です。発表が伝わるということは，受け手があってのことです。**受け手があなたの発表をどう感じるかがすべて**です。考えてみれば当たり前のことですが，発表の準備になると，それがすっかり頭から抜けてしまっている場合が何と多いことでしょう。

　相手本位の逆は「自分本位」ですね。**PowerPoint** でスライドを完成させることに意識がいってしまう。手持ちのデータを何とかして時間内にすべて話しきることに夢中になってしまう。面白いプレゼンをしようとテクニックに走ってしまう。自戒の念を込めて繰り返しますが，伝わる発表をするためには，受け手の立場に立つことが唯一にして最大の重要事項です。あなたがどれだけ一生懸命準備したのかと伝わりやすさとは，関係ありません。むしろ一生懸命やればやるほど逆効果のことすらあるのです（**Q7**）。

　右に示したのは「相手本位のプレゼンテーション」の概念図です。プレゼンの技術でもある，話し方や，目線や見た目といったボディーランゲージ（**Q32～34**），スライド準備の過程で形成される視覚重視のスライドや流れの良いストーリー展開，そして発表時間を厳守する時間管理（**Q6**），その場での聴衆の反応を見極めて対応する臨機応変さと，その延長である質疑応答。そしてそれらの要素の中心をなすのが，情報整理と

イイタイコトの明確化です。イイタイコトが明確であり，自身でも確信を持ってそのことを主張できるがゆえに，良い話し方，良いボディーランゲージ，良い質疑応答ができると言えます。

しかし，発表での「イイタイコト」というのは，発表準備を始めた段階では発表者自身も曖昧であることが多く，スライド作成を中心にストーリー展開を考える準備の過程で明確になっていくことが多いのです。下の図で「見やすいスライド」「流れの良いストーリー展開」の部分の矢印が双方向矢印になっているのはそのためです。

結局，本書で述べていることは，**常に相手を意識したコミュニケーション論**とも言えます。その筋の研究者から見れば，本書の内容は当たり前の話ばかりかもしれません。しかし現実には，「発表」をコミュニケーションだと意識していない人が多いように思うのです。もしかしたら，**プレゼンは一方通行ではなく，双方向コミュニケーションだ**（**Q8**），という言葉にハッとして，それがパラダイムシフトになる人がいるかもしれません。そして発表を双方向コミュニケーションととらえることができれば，仕事のいろいろな場面で ―たとえば営業職なら取引先やお客

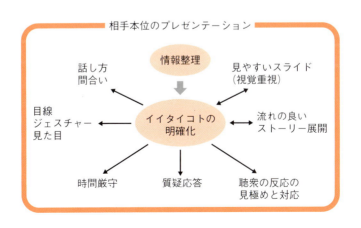

CHAPTER 1 相手本位のプレゼンテーションとは？
The audience is always right.

さんへの商品説明で，教職に就く人ならその授業の中で──相手本位のコミュニケーションを実現し，より質の高いサービスを実現できると思います。"The customer is always right." ──お客様は神様です──くらいの意味ですが，発表においては **"The audience is always right."** ──**聴衆があなたの発表をどうとらえるかがすべてであって，あなたが何をどれだけ一生懸命に準備して発表するかが問題なのではない**，ということをまず意識するところから始めましょう。

MESSAGE

発表は，相手がどう受け取るかがすべてである。
"The audience is always right."
常に，聴衆にはどう見え，
どう伝わるかを意識しよう。

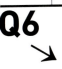

時間内に終われるか
——発表は相手の時間を消費するものだと認識しているか？

「発表時間」を意識しているか？　と言い換えてもいいのですが，ここではあえて「相手の時間」というタイトルにしました。相手とは，あなたの発表を聴いてくれる人だけでなく，次のセッションの発表者や聴衆

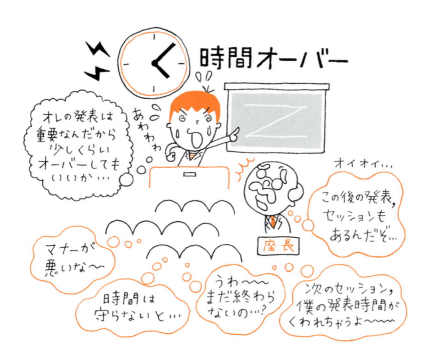

CHAPTER 1	相手本位のプレゼンテーションとは？
	The audience is always right.

など多くの人を含んでいます。あなたの発表が **1分オーバーすれば，100人の聴衆がいるとすると100分の「人の時間」を無駄遣いすることになる**のです。「自分の発表は人より重要だ」などという考えは，おごり以外の何物でもありません。

　しかし発表時間を厳守することの重要性は，意外に意識されていないことも多く，経験を積めば気が付くというものでもありません。すごく偉い先生が（むしろ偉い先生だから？）割り当ての時間を全く無視して話をし続ける，なんてこともあります。今まで見た中で一番ひどかったのは，ある国際学会のセッションで座長を兼任していた最初の発表者（結構有名な先生）の例です。自分の割り当て時間を全く無視して長々と発表し，その後の発表者の質疑応答を「時間がないから」といってカットしてしまったのです。これにはさすがに驚きました。どれほどその先生が有名だったり，素晴らしい業績があっても，こんなことをしてしまっては台無しです。

　そう，「相手の時間」を意識できないプレゼンは最悪です。どんなに発表が素晴らしくても，予定時間をオーバーしてしまえば，聴衆の意識は一気に「なぜこの発表は時間通りに終わらないのか」「早く終わってほしい」というイライラに変わってしまいます。せっかく良い発表になるはずだったのに，聴衆には後味の悪さが残るし，せっかくのメッセージの効果は半減どころか激減します。どんなにその人の業績が立派でも，一気に評判を落とすことになりかねません。

　実は私自身も痛い経験があります。ある，すごく気合いの入った講演で，準備にも十分に時間をかけていったのですが，気合いが入りすぎたせいで，思いがけず予定されていた時間をオーバーしてしまったのです。そのときの座長は当時の私の上司，京都大学呼吸器外科の伊達洋至教授だったのですが，後日「時間をオーバーするのは絶対にあかんよ」とたしなめられました。本当に大きな失敗だったと反省したわけですが，今にして思うと，熱が入るあまりプレゼンに何を入れ込むかに熱中

しすぎて，それが会全体の中でどのような位置付けになるか，時間をオーバーするとどんな迷惑がかかるか，という客観的な視点に欠けていたようです。さらに，プレゼンを洗練し，メッセージを明確化し，時間内できっちりと終わらせる準備を怠っていたとも言えます。特に，学会などで自ら演題を出して採択された場合（発表をさせていただく立場）よりも，**人から依頼された講演のほうが，自分は頼まれて話をしている，つまり自分の発表は重要である，自分が会の中心だから少しぐらい自分の好きにさせてもらってもいいだろうというおごりや油断につながりやすい**ように思います。

とにかく時間オーバーは絶対にダメです。常に発表者横のタイマーを意識し，タイマーがない場合は必ず時計を置いて，自分の発表時間をコントロールすること，また時間内に終わるよう周到な発表準備をしておくことが大切です。

このように教えていただいた伊達先生自身も，やはりその上司の先生から時間オーバーについて注意を受けた経験がおありだそうで，このような注意を早い段階でしてもらえるということ自体がとてもありがたいことなのだなと思います。気が付かなければ，いつまでも同じ失敗を繰り返すことになりかねませんし，そのような発表が及ぼすダメージは，ライブの発表の取り返しのつかない恐ろしさでもあるからです（**Q2**）。

MESSAGE

時間オーバーは，自分への甘さ，周りへの大迷惑。
気合いの入りすぎや依頼された講演は特に要注意。

CHAPTER 1	相手本位のプレゼンテーションとは？
	The audience is always right.

Q7

熱くなりすぎていないか？

　良いプレゼンをするために，発表者が熱意を持つことは重要です。しかしその情熱は上手く出さないと空回りして，逆効果になるので要注意です。話し方の熱心さも聴きやすさを左右するポイントで，あまりに鼻息荒く話されると，聴いているほうがドン引きしてしまうことはたしかにあります。しかしこれはどちらかいうと稀でしょう。

　むしろ発表者の熱心さは，スライドや発表の構成などの準備の段階で反映されることが多いです。一生懸命準備するのはもちろん重要なのですが，それだけでは，大抵は盛りだくさんになりすぎて，かえって伝わらない発表になってしまったり，時間を大幅にオーバーする発表になってしまったり（**Q6**）して，発表の効果は半減，場合によってはかえって評価を落とすことにもなりかねません。発表に向けて勉強し，自分の中の知識が急速に増えた場合などは，特にそのような落とし穴にはまりがちです。得た知識が新鮮すぎて，かえって自分の中で消化しきれず，そのまま発表してしまう，というパターンです。盛りだくさんであるうえに情報が整理しきれていないので，聴衆は話についていけず，途中でウンザリしてしまいます。

　もちろん，ベストなパフォーマンスは真に周到な準備，つまりしっかりと勉強して準備をし，いったんは盛りだくさんになってもその情報を取捨選択し，時間内にきっちりおさまるよう計算し尽くしたときに成し遂げられます。本当によく準備された発表は熟成されており，得たばかりの知識を嬉しがって並べたものとは違った「深み」を感じさせるものです。

コツとしては，自分の発表を冷静な目で，やりすぎていないか，盛り込みすぎていないか，話す内容が本当に自分のものになっているか，という視点で客観的に見ることでしょう。

まずは，**熱くなりすぎることの危険性**を認識することが大切です。そして，盛り込みすぎの弊害を克服して発表の効果を上げるためには，スライド作成を中心としたプレゼンの準備過程を通して，情報の整理とイイタイコトの明確化を徹底的に行い，シンプルで洗練された発表を目指すことです。

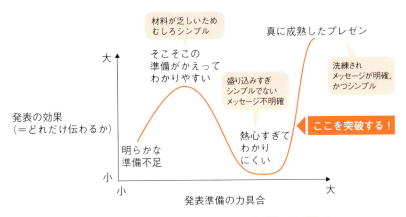

中途半端に熱心な発表準備はかえって逆効果になりうる

クールダウンしよう。
盛りだくさんは伝わらない。
情報は冷静に取捨選択してはじめて伝わる。

CHAPTER 1	相手本位のプレゼンテーションとは？
	The audience is always right.

Q8 発表が双方向コミュニケーションだと意識しているか？

　前述の **Q6**「時間内に終われるか——発表は相手の時間を消費するものだと認識しているか？」**Q7**「熱くなりすぎていないか？」で挙げた問題は，いずれも「相手本位のプレゼンテーション」の対極である「自分本位のプレゼンテーション」の結果ではないかと思います。

　ところで，人と話をするときには大抵，相手の顔色を窺うと思います。特に初対面の人が相手であればなおさらです。うかつなことを言って心証を悪くしないよう，注意深く話をするはずです。たとえば取引先の重要人物とのアポイントメントを控えているビジネスパーソンなら，どのような立ち居振る舞いをするのが適切か，事前にシミュレーションすることでしょう。

　それがプレゼンとなった途端，どうして急に自己中心的になってしまうのか——それは相手の顔が見えないからではないでしょうか。聴衆＝不特定多数を相手にするとなった途端，普段の対話，会話で意識するであろう基本的なマナーや振る舞いを忘れてしまう部分があるのではないかと思います。もちろんプレゼンをする側に回った以上，主に話をするのは発表者であるあなた自身ですが，あらためて意識していただきたいのは，**発表，プレゼンは基本的に対話，会話の延長である双方向コミュニケーションなのだ**ということです。

　コミュニケーションという言葉自体には「相互の」という意味が含まれているので，双方向コミュニケーションという言葉はおそらく正しくない日本語ですが，私のイイタイコトを強調するためにあえて使います。

　本書で目指しているのは，効果的なプレゼン，イイタイコトが伝わる

発表です。世の中にある効果的なプレゼンが双方向コミュニケーションを実践していることは，その実例をみればよくわかります。たとえば歴代のアメリカ大統領の演説は，言葉の合間に間をとって，聴衆が反応する時間を確保しています。そしてその反応に応じて巧みに声のトーンを変え，聴衆との一体感を出しています。決められた原稿を一方的に読み上げる，どこかの国の議会答弁とは全く違います。

　私たちが発表の際に聴衆の反応に応じて話し方や発表内容を変えることは，なかなか難しいかもしれません。しかし重要なのは，**「自分が話をしているけれども，これはアナタとの対話なのですよ」という姿勢，心がけ**だと思います。自分が話をしていて，相手（聴衆）は何も言わないけれど，相手からのいろいろな信号（面白い，良い話だ，よくわからない，つまらない，退屈だ，眠い，など）を受け取るアンテナを張ることが重要なのです。

　そのような双方向コミュニケーションを目指す姿勢があれば，まず発

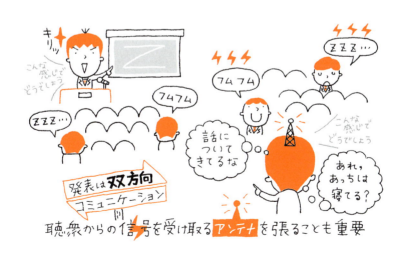

| CHAPTER 1 | 相手本位のプレゼンテーションとは？ The audience is always right. |

表の準備段階で，相手本位のプレゼンテーションに役立つようなスライド作りに必然的に向かうはずです。また発表中も，声のトーンや，目線，間の取り方，その他あらゆるボディーランゲージに無意識のうちに反映されるのでしょう。そして，そのような姿勢は聴衆にも伝わり，発表が本来持つ大きな威力——論文では伝えきれないライブ感，その場の一体感（**Q1**）へとつながるのではないかと思います。

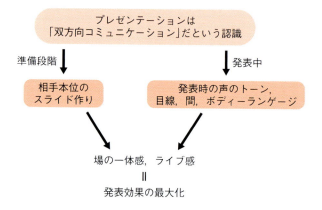

MESSAGE

プレゼンは対話の延長，双方向コミュニケーションだという意識と姿勢を持とう。

Q9 聴衆がどんな人たちかを知ろうとしているか？

　発表が「相手本位のプレゼンテーション」だとすれば，まずは相手がどんな人たちかを知ることが重要です．相手の興味を無視して一方的に話をすれば，デートでも何でも上手くいかないのが世の常でしょうから．

　講演であれば，相手に合わせて発表内容を考えるのは当然と言えます．基本的なお題は与えてもらっていても，話の中心をどこにもってくるのかは，相手によって変えるべきであり，たとえば聴衆が理学療法士か，看護師か，医者か，医者ならどういう医者が多いか ─若手かベテランか，外科医か内科医か─などを考えて準備をすることになります．ここでは職業を例として挙げましたが，相手の興味，知識や考え方，経験，場合によってはその日の疲労度（1日の最初のセッションでの発表か，後のセッションでの発表か，など）や聴衆の規模（大会場か少人数か）なども考慮すべきです．具体例を挙げましょう．

　私がときどき依頼される講演テーマの1つに「論文の書き方」があります．主催者側からは「論文の書き方についてお話しください」とだけ言われ，それ以上具体的な指定を受けることは少ないです．そこでまず私が聞き返すのは，「で，どんな人がどれくらい聴きに来られますか？」ということです．想定される聴衆によってタイトルも内容もかなり異なったものになってきますし，大人数か少人数かで，一方的な講義にするか，途中で相手に発言を求めたりするインタラクティブな形にするかなど，講演のスタイルも違ってきます．

CHAPTER 1	相手本位のプレゼンテーションとは？
	The audience is always right.

◎**研修医**が対象：
　論文を書くことがどう将来に役立つか――まずは症例報告から書いてみよう
◎**中堅どころの医師**（英語である程度論文を書いた経験がある）：
　論文がどうして書けないのか，その原因と克服法
◎**上級医・指導医**：
　上記の論文が書けない理由に加えて，指導者として他の人が書いた論文をどのように仕上げていけばよいか
◎理学療法士，看護師といった**医療従事者**：
　論文の題材集めを，聴衆の仕事の現場で実際にありそうな具体例から説明

　ベテランに症例報告の書き方を講義するのは的外れですし，若手にいきなりハイインパクトな論文の書き方を講義しても，聴いているほうは「はぁ？」となってしまうわけです。

最初からテーマが決まっている場合は？

　では一般的な学会発表ならどうでしょう。すでに抄録は出していることが多いわけで，そうすると話の内容や結論はすでに決まっているじゃないか，と思われるかもしれません。ですが，それでも相手によって変えられる（変えなければならない）部分は結構あるものです。
　まずはイントロダクションです。一般的な話から入って，テーマにフォーカスしていくというのがイントロダクション，つかみの基本です。何が一般的なのかは人によって大きく違いますが，その会の構成や前後関係から，どういった聴衆がいるのか，前の発表で関連する内容のものがあればそれにかぶせていけるのか，といったことをイントロダクションに反映させることは可能です。また，聴衆のポピュレーションを想像することで，発表内での用語の使い方や話の展開に変化を持たせることもありえるでしょう。
　場合によっては，つかみの段階で直接聴衆への問いかけを行うことも

あります。「この中で内科の先生はどれくらいおられますか？ ── 結構たくさんおられますね。では外科の先生は？ 今日発表させていただく内容は，外科の先生にも内科の先生にも重要な点があろうかと思います」といった具合です。これは場の一体感を出すという効果もあります。

話の展開の中で，聴衆の顔に「？？？」が浮かんできたら，とっさに使っている用語や話している内容に補足説明を加えることもあります。これはまさに，聴衆からの「信号」を受けるアンテナを張ることで，はじめて可能になる双方向コミュニケーション（Q8）です。余裕がないとできないかもしれませんが，逆にプレゼンは対話の延長だ，と強く意識することで，意外にできるものです。こちらの話がわからなければ，聴衆に首をかしげる人が必ず出てきます。逆にこちらの話が納得のいくものであれば，うなずく人が出てきます。そういう場合は聴衆から勇気をもらいますし，この調子で話をしていけばいいのだな，と確認できるわけです。やはり双方向コミュニケーションの姿勢が活きてきます。

MESSAGE

まず聴衆を知ろう。
テーマ，話し方，言葉遣い，話の展開，
すべては聴衆次第だ。
"The audience is always right."

相手を知ろうという姿勢は良好なコミュニケーションの鍵

　私は医者ですが，患者さんに病状や検査の方法を説明するとき，相手の理解度は，何を，どのように，どこまで話すかを決めるうえで最も重要な要素です。人によっては肺という臓器が左右2つあることを知らないかもしれません。それが悪いというわけでは全くなく，説明する側が相手に合わせて，わかるように説明しなければならないのです。専門用語を連発してチンプンカンプンな説明というのは全くの論外です。専門用語はできるだけ使わない，どうしても使う必要がある場合は，そこに説明を加えて相手にわかるように説明することが必要です。たとえば「この検査では肺にある腫瘍の生検をするのが目的です」というところを，「この検査では，肺の中にある腫瘍，影のように見える部分から細胞を採ってきます。それを顕微鏡で見てみて，悪いものかどうかを調べてみます」といった具合です。

　しかし相手の理解度がどの程度かは，事前にある程度わかっていることもありますが，話をする中で相手の反応を見ながら探っていく，まさに双方向コミュニケーション（Q8）の中で見出していく場合も多いのです。中にはすごく勉強している患者さんや医療関係者もいますから，そういう気配があればギアチェンジして，相手に合った話をする必要も出てきます。話す内容が結局同じであっても，相手によって話し方，言葉遣い，話の展開は大きく変わりうるという認識は，発表に限らず，あらゆる対話の場面で重要ではないかと思います。

　そして医者の仕事に関して言えば，患者さんや家族によく理解してもらうこと，また患者さんや家族の疑問に思うことや心配を十分くみ取ることが，良好なコミュニケーション，良好な患者―医者関係を築くうえではきわめて重要です。実際，医療訴訟の多くは，医療ミスそのものではなく，ミスコミュニケーションによって起こっています。相手を知ろうという姿勢は，良好なコミュニケーションの最も重要な鍵と言えるでしょう。

COLUMN

Q10 聴衆はあなたの発表に興味がない，と認識しているか？

　Q9では，聴衆がどんな人たちかを知ろうとすることが大事だと述べました。逆に，聴衆はあなたの発表に興味がない——と言っても過言ではありません。少なくとも，あなたほどにあなたの発表に興味を持っている人は，一部の身内を除いてほとんどいないはずです。ショックかもしれませんが本当です。

　この認識は非常に重要だと思います。「どうだ，こんなにオレの発表は面白いんだぜ〜」という自己中心的な，自分本位の発表は，逆にどんどん聴衆が引いていきますし，発表時間をオーバーして他の人の発表時間を食いつぶすことにつながります（**Q6**，**Q7**）。これは迷惑であるばかりでなく，その発表自体に対する関心も薄れさせますし，結局はマズイ発表として評判を落とすことにつながります。

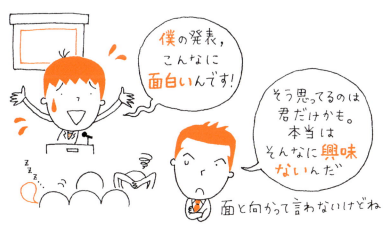

「聴いていただく」という姿勢が必要です。

CHAPTER 1 相手本位のプレゼンテーションとは？
The audience is always right.

　そこで，興味がない（であろう）相手に興味を持っていただくために，こちらから相手に歩み寄る姿勢が重要になってきます。発表中に聴衆が皆寝ているようなら，「何でオレの話を聴かずに寝てるんだよ！」ではなく「寝かせてしまうような話になってしまったのは，何が良くなかったんだろう」と反省することが大事なのです。これはまたしても双方向コミュニケーション，聴衆からの信号を受け取るアンテナを張るという話です（**Q8**）。そして，いかにして皆さんに喜んでいただくか，興味を持っていただくか，という姿勢が「相手本位のプレゼンテーション」につながってくると思います。

　相手がわかりやすいように，最初にイイタイコトを提示する（**Q11**），聴衆に自分のことだと思わせるイントロダクションを入れる（**Q23**），発表時間を厳守する（**Q6**），スライドを見やすいもの，理解しやすいものにする（**Q13〜21**）といった努力も，すべてここにつながっていきます。

MESSAGE

**ハッキリ言って聴衆は，
あなたの話に興味はない。
こっちを振り向かせるには，
あなたの努力と姿勢が物を言う。
それが相手本位のプレゼンテーションだ。**

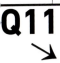

結論を最初に言う習慣を身に付けているか？

　相手が自分の話に大して興味がないことを前提にしたとき，それでも相手に自分のイイタイコトを伝える一番良い方法は何でしょう？　それはとにかく，**イイタイコトを最初に述べる**ことです。そしてそのためには**訓練**が必要です。

　毎日大量に送られてくる電子メールはわかりやすい例です。要件がわかりやすいメールは件名や話の最初に結論，イイタイコトが来ています。情報の受け手の立場では，忙しくなるほど，情報が溢れるほど，とにかく早く何が言いたいのかを知りたいし，それがかなわなければスルーしてしまいます。

■×なメール

> 件名：大変お世話になっています○○です
> 本文：前略，△様におかれましてはますますご健勝のこととお喜び申し上げます。先月とりおこなわれました〜の会でも△様の英語講演は大変好評でした。……（中略）さて本日は一つお願いがありご連絡申し上げた次第です。来月，アメリカから■■博士が来日されます。その際の付添，案内役として△様をご推薦申し上げてもよろしいでしょうか。日程は●月●日となっております。

CHAPTER 1	相手本位のプレゼンテーションとは？
	The audience is always right.

■○なメール

> 件名：ご依頼：■■博士来日時の案内役
> 本文：お世話になっております。突然のお願いで申し訳ありません。●月●日アメリカから来日される■■博士の付添，案内役として△様をご推薦申し上げてもよろしいでしょうか。先月とりおこなわれました〜の会でも△様の英語講演は大変好評でした。つきましてはぜひこの機会に■■博士との取次役をお願いできないかと考えた次第です。お忙しいところ大変恐れ入りますが……（略）

　このメールの例でも明らかなように，わかりやすい話の基本は，話の結論を最初に述べることです。「今からの話はここに向かうよ」というゴールを最初に示したうえで，スタートする。先の見えない夜道を歩くのは不安なのと同じで，どこに向かうかわからない話は聴いていて落ち着かないものです。

身に付けてほしい「結・理由・転・結」のロジック

　話の結論を最初に述べるかどうかで最もはっきりと勝負が分かれるのが質疑応答です。相手の質問に対して，まず **Yes/No** や，端的な答えを返せるかで，ほとんど決まってしまいます。しかし奥ゆかしい日本語思考では「起・承・転・結」で，ついつい結論を最後にもっていきがちです。これに対して英語のロジックは「結・理由・転・結」です。まず白黒をはっきりさせて，それからなぜ白なのか黒なのかを説明します。

■起・承・転・結の回答例
質問：なぜあなたは今年1本も論文を書いていないのですか？

答え：論文というのは書くのにいろいろなステップがありますね。その

ステップの一つひとつにどれだけの時間を投資できるかで，最終的な仕上がりが変わってきます。ですので，良い論文を書こうと思えば，それ相応の時間を投資しなければなりません。今年はまだ論文を書くのに十分な時間を投資できていないというのが，今年まだ1本も論文を書いていない理由です。

■結・理由・転・結の回答例
質問：なぜあなたは今年1本も論文を書いていないのですか？

答え：論文を書く時間がないのです。なぜなら論文を書くのにはいろいろなステップがあります。そしてそのステップの一つひとつにどれだけの時間を投資できるかで最終的な仕上がりが変わってきます。ですので，良い論文を書こうと思えば，それ相応の時間を投資しなければなりません。それだけの時間を今年はまだ確保できていないことが，今年まだ1本も論文を書いていない理由です。

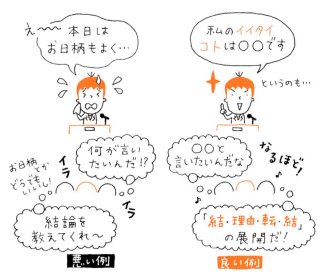

結論を早く言わなければ，話に興味がない聴衆は長くは待ってくれない。

CHAPTER 1　相手本位のプレゼンテーションとは？
The audience is always right.

　質疑応答で結論を最初に述べる——というのは，ある意味反射的な部分もあります。ですので，**普段から結論を最初に述べようという訓練が重要**でしょう。普段から話をするときには，話の結論を先に述べるようにしましょう。実際，日々のメールは良い訓練になります。件名や最初の1行に，いかにしてそのメールで一番伝えたいことを入れるかです。何となく書いたメールをもう一度見直してみましょう。タイトルや最初の1〜2行を読んだだけで相手に意図が伝わるか，相手に何かアクションを起こさせようというメールなら，相手が何をすればよいかがわかるか，という視点で見直してみるのです。慣れないうちは改善点が多く見つかるはずです。知らないうちに，日本語の「起・承・転・結」の流れに乗っている可能性が高いからです。

　逆に悪い習慣，癖は，どこに話をもっていくかを考えずに，何となく話を始めることです。これは「自分が話すこと」が好きなタイプ，人の言うことに耳を傾けないタイプの人に多いようです。とにかく自分が話していること自体に満足し，酔ってしまっています。まさに自分本位のプレゼンテーション，相手が理解しているかどうか，興味を持っているかどうかはお構いなしです。**相手が興味を持っていないことを前提にしているからこそ，飽きられてそっぽを向かれる前に，できるだけ早くイイタイコトを伝えなければならない**のです。

MESSAGE

伝えるためにはまず結論。
「結・理由・転・結」のロジックを
身に付けよう。

Q12

その発表でイイタイコトを20秒で述べられるか？

　結論を最初に言う習慣を身に付けよう，というのがQ11の話でした。今あなたが何かの発表の準備をしているとしましょう（実際そのような状況で本書を手に取っている方も多いと思います）。そこで質問です。**その発表でイイタイコトを20秒以内で述べてください。**

　どうでしょう？　そう言われて，スラスラとイイタイコトを言えるとしたら，おそらくあなたは本書を読む必要がありません。これは意外に難しい質問ですが，きわめて重要な質問です。この質問にスッと答えられる人は多くありません。この質問はこう言い換えることもできます。「**あなたは，その発表で自分がイイタイコトがわかっていますか？**」

発表のメッセージである北極星を目指す

　「イイタイコト」——これはちょうど北極星のようなものです。発表という砂漠を旅するうえで，発表者も聴衆も，これさえ見失わなければ何とか目的地にたどり着ける，というものです。ところが実際には，発表のテーマが決まっていても，そこでイイタイコトというのは驚くほど自分でもわかっていないものなのです。本来発表の中心となるべき「イイタイコト」が欠落していれば，それ自体が，発表のわかりにくさにつながっていきます。何せ**イイタイコトがないのに言わされているわけですから，イイタイコトが伝わるはずもない**のです。どこに向かうかもわからず旅に出ているようなものですね。これでは聴衆も，どこに向かってよいのかがわかりません。

CHAPTER 1 相手本位のプレゼンテーションとは？
The audience is always right.

　多くの人がこのような「放浪の旅」に出てしまうのには理由があります。ほとんどの場合，発表という命題が先にあったり，そのテーマ，あるいはネタと呼べるもの（イイタイコトとは次元が違う）があったりして，発表の場に引っ張り出されているのです。自分がイイタイコトがあって，そこから自発的に発表という選択肢を選んだわけではないことが多いということです。たとえば，大学院生が研究成果を学会で発表するとします。指導者が，「○○くん，かなり研究結果が出てきているし，ここで一つまとめて学会発表しておこうか」と言い出す。これ自体は自然なことです。発表の場を与えられること自体は間違いではありません。イイタイコトが最初から明確にあって発表する場合もありますが，多くの場合は発表の場や全体としてのテーマがあって，その中からイイタイコトが生み出されていくのです。イイタイコトがあるから発表するのか，発表するからイイタイコトが生まれるのか？　多くの場合は後者──もっと言えば，**何となくイイタイコトがあるから発表をしようと決意し，その発表準備の過程で本当にイイタイコトが見えてくる**のです。

多くの場合，発表の機会がイイタイコトを生み出す

　イイタイコトがある状態というのは，頭の中がかなり明快に整理された状態とも言えます。情報が整理されているので，アウトプットすべき情報にフォーカスできているわけです。ところがわれわれの頭の中は最初，多くの，まだ未成熟な情報が溢れているカオスな状態です。何となくこんなことがあるというのはわかっていても，最初からイイタイコトが明確化するほどハッキリしているわけではありません。ではどこでハッキリと，整理されてくるのでしょうか。実は，スライドを作る，原稿を考える，といった**発表準備のプロセスこそが，頭の中に散らばっていた情報を整理し，成熟させて，イイタイコトに昇華させるために重要**なのではないかと思います。

　発表するからイイタイコトが生まれる。一見矛盾しているような，順

序が逆のような気がするかもしれません。しかし，これは往々にして事実なのです。よく「人に教えることが一番勉強になる」と言われますが，これと非常に似た現象です。人に教えるというアウトプットを行うには，自分の頭の中を整理して系統立てることが必要です。そして，そうすることで自分自身の理解が一層深まるということです。**アウトプットしようとすることが最大のインプットになる**，とも言えるでしょう。

　余談ですが，私が本を書く過程も同じようなものです。頭の中に本のネタになることがたくさん詰まっているというのは間違いではありませんが，最初から本をスラスラ書けるほど情報が整理されているわけでもありません。本の原稿を書くという作業を通じて情報や考えが整理されることで，本になるだけのもの，イイタイコトが生み出されているのです。本が書けるのは，本を書こうとするからだ――という禅問答のような話ですが，これは本当にそうです。

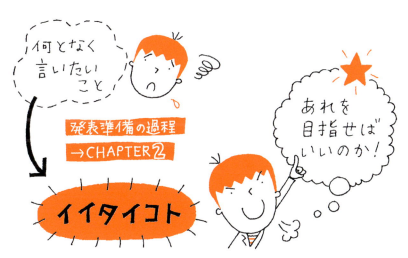

発表でのイイタイコトは，発表準備の過程を通じて見えてくる，目指すべき「北極星」。

CHAPTER 1 相手本位のプレゼンテーションとは？
The audience is always right.

　話を発表に戻すと，同じように，**発表でイイタイコトを相手に伝えられるのは，イイタイコトが発表準備の過程を通じて生み出され明確化されるからだ**，と言えます。これは本書のきわめて重要なメッセージの1つです。

　逆に言えば，その発表でイイタイコト，メッセージを明確にできるような準備をしなければなりません。**CHAPTER 2** では，具体的にどのような発表準備の過程・作業が，イイタイコトを生み出すことにつながっていくのかを解説していきます。

MESSAGE

「イイタイコト」があるから
発表するのではない。
発表するから「イイタイコト」が
見えてくるのだ。

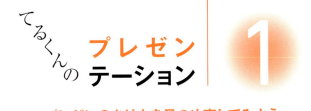

てるくんのプレゼンテーション 1

―プレゼンのあり方を見つめ直してみよう―

　てるくんは大学の医学部を卒業した後，肺の手術を主な専門とする呼吸器外科を志し，研修，大学院での肺癌の研究を終えた若手医師。大学院時代はM先生から癌免疫の基礎的な研究で指導を受けていた。研究の面白さに魅せられ，これからも医者の仕事をやりつつ，その中で見出した新たな知見を世の中に発信したいと考えている。

　てるくんとM先生が所属するT大学は，比較的新しい肺移植認定施設で，最近では各地の病院の呼吸器内科の先生から肺移植の候補となる患者さんの紹介，登録が増えてきている。肺移植は，間質性肺炎や肺気腫，肺高血圧といった，薬や酸素吸入だけでは治療が難しい肺の病気に対して，肺を丸ごと取り換えるという治療である。肺移植はかなり大きな手術なので，患者さんには手術を乗り越えるだけの体力が必要になる。わかりやすく言えば，寝たきりになって痩せ細ってしまった状態では，患者さんは移植手術からの回復期を乗り越えられない。そのため，患者さんは呼吸が苦しくても，一定以上は身体を動かすリハビリができて，栄養状態もある程度良くなければならない。しかし現実には，肺移植の候補として紹介されてきた時点でかなり病気が進み，体を動かすことが困難で栄養状態も悪くなっている患者さんが多いことにM先生は頭を悩ませていた。そこでT大学の若手のホープであるてるくんに，呼吸器分野の専門学会で「肺移植候補となる呼吸不全患者の栄養管理とリハビリテーション」というテーマで発表をしてみよう，と提案したのだった。

注：ここで登場する人物や設定は，実在の人物，設定，薬物等とは一切関係ありません。

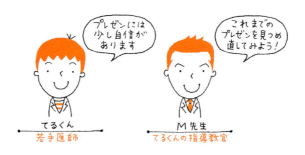

てる：またこうしてM先生の指導のもと仕事ができて嬉しいです。

M：私もです。てるくんと仕事をするのは大学院以来だね。また一緒に頑張っていこう。まずは今回の学会発表は「肺移植候補となる呼吸不全患者の栄養管理とリハビリテーション」というテーマでどうだろう。

てる：そうですね。肺移植前の検査で入院してくる患者さんの多くが痩せていて，思うように動けなくなっています。術後の立ち上がり，回復が心配ですね。

M：その通りだね。肺移植に関わっている臨床医やコメディカルはみんなこのあたりのことが気にはなっているけれど，どうやってアプローチしたらいいか，決まったやり方はありません。しかも当院ではそんな患者さんがどんどん増えている。だから今まで診てきた患者さんの栄養，リハビリについて振り返ってみて，何が言えるのか，今後どうしていくべきかを考えるのは価値のあることだと思うんです。

てる：何か提言のようなものができる発表にして，できればそれを論文にまとめたいと思っています。

M：それは心強いなぁ。

てる：やっぱり研究は論文にまとめてはじめて意味がありますからね。

M：うん，たしかに業績としては，論文は学会発表よりも重要視されるかもしれないね。ただね，そう見えて，実は学会での発表こそが研究の成否を決める場面というのもあります。いわば車の両輪だね。てるくんは，今まで発表はたくさん経験してきたのかな？

てるくんのプレゼンテーション 1

てる：研修医の頃もいろいろさせていただきましたし，大学院ではM先生に指導いただいて，例のミロヒダワダケ抽出成分を使った癌免疫の研究は，国際学会でも発表しました。あれははじめての英語プレゼンだったので，結構大変でしたが，今回は日本語での発表なので随分気が楽です。

M：てるくんがそう思うのも無理はないよね。よくわかります。でも，あのとき何度も言ったように，英語の発表だからと必要以上にビビる必要はないんですよね。逆に今回は日本語での発表になるわけだけど，日本語の発表だからといって舐めていると痛い目にあうものだよ。いや，もっと問題なのは，痛い目にあっているのに気が付かないで年を取ってしまうことなんだ。

てる：どういうことですか？

M：今回の発表準備でだんだんわかってくると思うけれど，何事も「できている」と思い込むことが一番危ないんだ。自分はこれで十分と思った瞬間，進歩が止まってしまうからね。そして発表をキッチリできるということは，相手に自分のメッセージを面と向かってしっかり伝えられるということです。これは論文とはまた違った重要な意味があります。相手にこちらのイイタイコトを上手に伝えることは，研究にしても，他の仕事にしても，すごく大事なことだと思うよ。たとえば僕たち医者が患者さんと話をするうえで，コミュニケーション力はものすごく大切な能力ですよね。これができないと，いろいろな問題を引き起こします。

てる：患者さんとのトラブルとかですか？

M：医者であればそうだね。医者と患者さんの関係でトラブルが起きる場合の多くは，医療ミスそのものよりもむしろコミュニケーション不足なんだ。たとえば，医者が一方的に話をして患者さんの話や気持ちに耳を傾けないとかね。それが巡り巡って訴訟になることも多々あるわけだよ。発表でも同じことが言える。コミュニケーション不足の発表をすれば，研究者としての信用を著しく傷つけることになりかねないんだ。まさに，プレゼンは諸刃の剣なんだよ。

てる：そこまで考えたことはなかったですが，患者さんとの関係とプレゼン……そういうものですかね？　患者さんとの話の仕方は気を付けないとと常々思っていますが，正直，発表も同じというのは今一つピンときません。だって，患者さんからは話を聴けますが，発表はこちらが話す一方ですからね。まぁ最後の質疑応答を除けばですが。
M：なるほど。発表はこちらが話す一方，ですか。それを聞いておいてよかった。てるくんには，そのあたりから勉強していってもらうのがよさそうだね。

　M先生の，プレゼンにもコミュニケーションが重要で，発表者が一方的に話すだけではない，と言わんばかりの口ぶりに，てるくんは今一つ納得いかない様子。しかし医者としても，「コミュニケーション」というのはちょっとした悩みだっただけに，興味をくすぐられたのも事実だった。一体M先生は何が言いたいのだろう？　また，大学院での経験を通じて論文化こそが研究の本筋と思っていたてるくんは，発表はそんなに大事なものなのだろうか——と疑問にも思うのだった。

第二章

なぜあなたの発表は伝わらないのか

CHAPTER 2

相手本位のスライド作り

聴衆に負荷をかけないための原則

Q13

できるだけ絵や図にしているか？

発表スライドで視覚効果を使う利点

　論文と発表スライドの大きな違いは，情報伝達の一方向性です．発表を聴いている人は逆戻りができませんので，その場その場で可能な限りわかりやすく伝えることが重要です．一方，情報伝達のうえでは発表スライドのほうが論文より圧倒的に有利な部分もあります．それは視覚効果が多く使える点です．論文でも図を使いますが，使える図の数は限られていますし，図を文章で説明する必要があります．やはり論文の中心は文章なのです．

　この視覚効果における論文とスライドの違いは，小説とマンガやアニメの違いに例えることができます．たとえば情景の美しさを，小説ではいろいろな文章を駆使して表現しますが，マンガやアニメでは，絵としてそのまま表現できます．小説では読者が頭を使ってイマジネーションを持つ必要があります（これはこれで大事なことです）が，マンガやアニメでは絵が上手に描けていれば，見ている人には伝わるのです．だから，まだ文章が読めない小さな子どもでも，テレビアニメは大好きだったりします．しかし，アンパンマンの活躍を文章で書こうとしたら，説明が難しいでしょう．

　さて問題は，マンガやアニメのように，**せっかく視覚効果を使って聴衆に訴えかけられるはずのスライド発表において，文章ばかりのスライドを使う人が多い**ことです．

なぜ視覚効果を使わないのか？

イラスト，図表を使って視覚化するほうが伝わりやすいことは皆が何となくわかっています。しかしなぜそれをしないのでしょうか？

■**理由①：わかりにくさがわかっていない**

自分ではわかっている（つもりになっている）情報なので，それがどれくらい相手にわかりにくいかが理解できないのです。結局「相手本位のプレゼンテーション」ができていないことにつながっていきます。

■**理由②：視覚化には手間がかかる**

視覚化するのは結構面倒なことが多いです。文章であれば，キーボードを数分打てば1枚のスライドを埋めるだけの文章が書けます。一方，1枚のスライドを埋めるだけのイラストを描こうとすると，1時間くらいかかることはよくあります。だからつい，文章で書いて済ませてしまいがちです。

■**理由③：情報の整理ができていない**

わかりやすい図表と情報の取捨選択は不可分の関係にあります。わかりやすいイラストは，複雑な現実世界の現象をすべて反映しているわけではありません。**よくできたイラストや図表は複雑な現実を上手くデフォルメしていて，情報を取捨選択し，本当に重要な情報だけを入れてある**のです。つまり，情報の整理ができてはじめて，わかりやすいシンプルなイラストが描けるのです。

CHAPTER 2	相手本位のスライド作り
	聴衆に負荷をかけないための原則

次のスライドを見てみましょう。

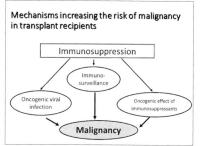

どのスライドも，述べていることは同じですが，下の図にした例のほうが，免疫抑制という1つの原因が複数の機序を介して悪性腫瘍のリスク上昇につながっていく様子を視覚的に訴えることができます。

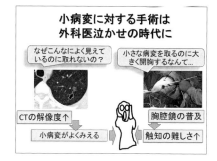

左は私が実際によく使っているスライドですが，画像の進歩と，傷の小さな低侵襲手術のはざまで，外科医が苦しんでいる様子をムンクの「叫び」に模すことで視覚的に表しています。

52

できるだけ絵や図にしているか？

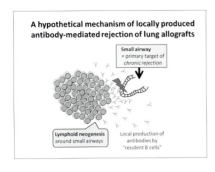

　左は仮説的な機序をイラスト化したスライドです。文章では伝わりにくい概念も，図で表すとわかりやすくなることが多いのは言うまでもありません。問題は前述の通り，図で表せるほど情報が整理できているか，そして労力を惜しまずそこに手間をかけられるかです。

　逆に言えば，図表を用いて視覚化することは，手間をかけて相手にわかりやすくすると同時に，自分自身でも情報を整理しイイタイコトに近づくための有効な手段でもあるのです。

MESSAGE

**百聞は一見に如かず。
手間を惜しまず，絵や図で
表せないか考えよう。
その過程がイイタイコトを明確化する。**

Q14 6行ルール（英語なら7行）を守れているか？

　私は発表スライドの準備をする際，日本語なら「6行ルール」，英語なら「7行ルール」というものを設定しています。**タイトルを除いた部分の行数を日本語なら6行以内，英語なら7行以内に収める**，というルールです。なぜこんなルールが必要かと言えば，理由は次の3つです。

- ◎理由①：制限がないと「表現」に無駄が多くなる
- ◎理由②：制限がないと「情報」に無駄が多くなる
- ◎理由③：行数以内に収めることで，「内容」を洗練できる

　下のスライド例は，免疫抑制治療が必要な移植患者が移植後に悪性腫瘍（がん）を発症してしまった場合に，どのような免疫抑制を行ったらよいかの指針案を提案したもので，実際に私が10年近く前に作成したスライド（もともとは英語）です。このスライドを題材に，どのように行数ルールを当てはめていくかを見ていきます。

Immunosuppression strategy in transplant recipients with malignancy

- Low risk solid tumor
  - No change in immunosuppression
- Medium risk solid tumor
  - Use 75% dose of CNI, steroid
  - Switch AZA to MMF
- High risk solid tumor
  - Use 50% dose of CNI, steroid
  - Switch AZA to medium dose MMF
  - Consider introducing sirolimus if tumor is progressive

悪性腫瘍を生じた移植レシピエントの免疫抑制

- リスクの低い固形腫瘍
  - 免疫抑制は変更しない
- リスクが中くらいの固形腫瘍
  - 75%量のCNI，ステロイドを使用
  - AZAをMMFに変更
- リスクの高い固形腫瘍
  - 50%量のCNI，ステロイドを使用
  - AZAを中等量のMMFに変更
  - もし腫瘍が進行性ならsirolimusの使用を検討

理由①：制限がないと「表現」に無駄が多くなる

　何となく作ったスライドでは，大抵無駄が多くなります。6行または7行にまとめようとすれば，まずその無駄を削らなければなりません。それだけでもスライドは随分洗練されます。無駄の多いスライド＝読みにくいスライド＝相手本位ではないスライド，です。

　なぜ日本語は6行，英語は7行（タイトル部分を除いて）かと言うと，日本語は漢字が入るため，英語と比べて文字数の割に，文字面積あたりの情報が多く情報過多になりやすいからです。

information ⬌ 情報

同じ意味の単語だが，漢字を使うと専有面積が小さくなる。つまり単位面積当たりの情報密度が上がる。

　左のスライド例だと，「リスクの低い固形腫瘍 －免疫抑制は変更しない」と2行にわたっている部分がありますが，そもそも固形腫瘍を患った移植患者の免疫抑制をどうするか，という内容のスライドなのだか

Immunosuppression strategy for transplant-related solid tumor

- Low risk　　　- No change
- Medium risk　- 75% dose of CNI, steroid
　　　　　　　　- AZA to MMF
- High risk　　 - 50% dose of CNI, steroid
　　　　　　　　- AZA to medium dose MMF
　　　　　　　　- If tumor progressive, consider sirolimus

悪性固形腫瘍を生じた移植レシピエントの免疫抑制

- 低リスク腫瘍: 変更しない
- 中リスク腫瘍: 75% 量CNI, ステロイド
　　　　　　　　AZA をMMFに
- 高リスク腫瘍: 50% 量CNI, ステロイド
　　　　　　　　AZA を中等量のMMFに
　　　　　　　　進行性ならsirolimus検討

ら，重複している表現を整理すれば「低リスク腫瘍：変更しない」と圧縮できます。このほうがスッキリして，見る側は理解しやすくなります。

理由②：制限がないと「情報」に無駄が多くなる

　表現の無駄だけでなく，内容についても情報過多になりがちです。発表を準備する側としては，ついいろいろな情報を詰め込みたくなります。スライドを準備する最初の時点では，まだ自分目線で「何を伝えようか」と考えている段階なので構いませんが，最後までそのままでは自分本位の発表ができあがります。これを相手本位のプレゼンテーションにしていくためには，途中から「相手にとって余分な内容はないか」という視点に切り替える必要があります。「6行ルール」「7行ルール」は，そのことを思い起こさせるためのルールでもあるのです。

中リスク以上の悪性固形腫瘍を生じた移植レシピエントの免疫抑制

- **中リスク腫瘍**：75%量CNI，ステロイド　AZAをMMFに
- **高リスク腫瘍**：50%量CNI，ステロイド　AZAを中等量のMMFに　進行性ならsirolimus検討

　先に挙げたスライド例では，リスクをあえて低〜高の3段階に分けて書いていますが，低リスクでは免疫抑制を変更しないので，タイトルを「中リスク以上の悪性固形腫瘍〜」とすれば，低リスクについてはわざわざ書かなくてもよいのかもしれません。もちろん，あえて書くという考えもあるでしょう。要は，そうした情報の無駄について検討する機会を，行数ルールが与えてくれるということです。

理由③：行数以内に収めることで，「内容」を洗練できる

　さらによくよく考えてみると，中等度のリスクというのは微妙だ（そんなものはあるようでない）という考えに至り，思い切って中リスクの部分を削ってしまう，という手もあるかもしれません。これは単に表現や内容の無駄を省くレベルではなく，情報そのものを洗練したことになります。

　私たちは多くの場合，発表の準備をしている段階では本当に自分がイイタイコトを理解しておらず，1枚ずつのスライドでもメッセージは往々にして不明確になりがちです。例に挙げたスライドでは，悪性腫瘍を患った移植患者の免疫抑制（悪性腫瘍を悪化させる可能性がある）をどのように調整するか，という指針の案を示そうとしていますが，相手（聴衆）の立場に立ったときに，中等度のリスクとは何だ？　という，定義についての疑問があることに気が付きました。低リスクはいわゆる非浸潤性の腫瘍ですが，それ以外のリスクを分類するのは実際には難しいということに，スライド作成の過程で気付き，結局このスライドで伝えたいのは浸潤性の腫瘍に対する内容なのだと気が付いたのです。

浸潤性の悪性固形腫瘍を生じた移植レシピエントの免疫抑制

- 50-75%量CNI, ステロイド
- AZA をMMF（通常量または中等量）に変更
- 進行性ならsirolimus検討

　シンプルな提案をしたほうがよいのではないかという，相手の立場に立った視点で思い切って内容に踏み込んだ結果，スライドも提案自体もより洗練されたという例です。

文章を読んでその要点を○○字以内にまとめる，という訓練をした際に，ただ読んでいるときには「フンフン」と流していたところが，要点をまとめようとすると内容をより深く理解できた，という経験はないでしょうか。特に，文字数の制限が厳しい（少ない）場合，どうしても文字数がオーバーしてしまうので，まとめた文章の中でも重要でない部分を削ったり，表現を圧縮したりしたと思います。その過程を通じて，「この文章で言いたかったのはこういうことか～」と気付くことがあったのではないでしょうか？

スライドの行数ルールを守ることは，本当に自分が言いたい，あるいは言うべきことを自分自身の中で要約して明確化し洗練する，「気付き」の作業を行うことでもあるのです。

MESSAGE

**妥協なく，「6行ルール（日本語）」
「7行ルール（英語）」を死守しよう。
これは，無駄を省き洗練することで，
イイタイコトが驚くほど明確になる
魔法のルールだ。**

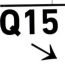

箇条書きやフローチャートで視覚化できているか？

文章中心のスライドは，ビジュアル中心のスライドよりパッと見ではわかりにくいものです。行数ルール（**Q14**）を適用して行数を絞り込むことで，見やすさはかなり改善されますが，それでも一見しただけでは情報が入ってきにくいことに変わりはありません。

そこで，箇条書きや矢印を使い，文字主体のスライドにビジュアル要素を入れることで，情報を伝わりやすくすることができます。

箇条書き

文章は，基本的には文頭から文末へと一方向に進む「一次元」の構造です。ところが，実際には文章の中で「並列関係（and/or）」になることがよくあります。これらを列挙して箇条書きにすることで，情報はずっと整理されます。

フローチャート化

物事の「道筋」を説明するときにはフローチャートが便利です。文章と図の中間のような役割を果たします。また，片矢印（→）は，因果関係を表せますし，両矢印（⇔）は対立関係を表せます。これらを上手く使うことでも文章中心のスライドをビジュアル化できます。

CHAPTER 2　相手本位のスライド作り
聴衆に負荷をかけないための原則

■例①

[スライド比較：左「なぜあなたは論文が書けないのか」文章のみ／右「なぜあなたは論文が書けないのか」⇔や箇条書きで整理]

左は文章だけのスライド。6行ルールは守れているがまだ読みにくい。右は⇔や箇条書きで情報を整理したスライド。

■例②

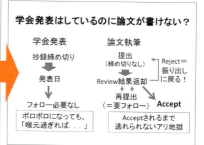

左は箇条書きで⇔も使ってはいるが，右のフローチャートを使った説明のほうがはるかにわかりやすい。

箇条書きやフローチャートで視覚化できているか？

　ここで紹介した方法は特別なものではなく，心がけ次第で誰でも簡単に使えるものです。にもかかわらず，実際にはダラダラと文章を書いているスライドが多いのです。聴衆目線に立ち，いかに情報をコンパクトにまとめるかという心がけと気遣いのあるスライド作りをしていきましょう。

　この箇条書き，矢印，フローチャートによる文章スライドの視覚化は，Q14 で述べた 6 行ルール，7 行ルールと同じく，情報の無駄を省いて整理し，論理構築を手助けする役割があります。この過程を通じて，聴衆はもちろん自分自身にも，「イイタイコト」がより明確になるはずです。

MESSAGE

**箇条書き，矢印，フローチャートで
文章スライドを視覚化しよう。
情報整理で，自分にも聴衆にも
「イイタイコト」が明確になる。**

Q16 アニメーションを上手く使えているか?

ご存知の通り,PowerPointには昔からアニメーションという便利な機能が付いています。「アニメーション」と言っても,実際に使うのは文字や図表をスライドの中で話に合わせて小出しにする機能です。

たとえば文章中心のスライドの場合,箇条書き(**Q15**)の形式になっていれば,話の流れに合わせて項目ごとに表示していくことができます。レーザーポインターで文をなぞるのに似た「誘導効果」が期待できますが,聴衆の側からすれば,そのつど目に入ってくる情報が限られるので,よりフォーカスがしやすいと言えるでしょう。

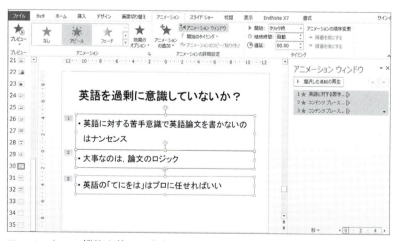

アニメーション機能を使って文章スライドを説明する例。箇条書きにした各部分を,話の進行に合わせて,クリックするごとに表示していく。

図表も，アニメーション機能を使うことで，話の内容に合わせて聴衆の視線をフォーカスさせることができます。

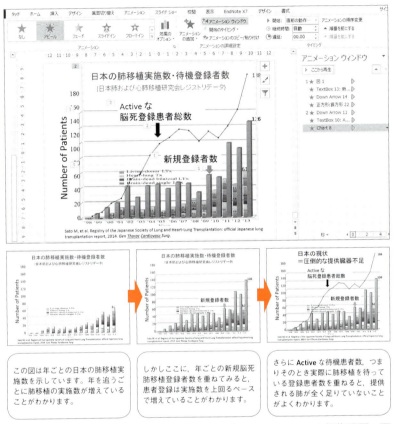

アニメーション機能を使って図表を出す例。上は PowerPoint の編集画面，下は実際の表示スライドとその口頭説明。一度にすべての写真と文字を出すと情報過多になるが，説明の順にグラフを 3 段階に分けて表示するとわかりやすい。この例ではグラフの裏を透明化して重ね合わせの効果を狙うなど，編集画面はそれなりに作り込んだ形になっている。

こうした便利なアニメーション機能を有効活用していない発表もよく見かけます。使いすぎは煩わしくなるので（**Q21**），上手く利用して聴衆を上手に誘導していきましょう。

このアニメーション機能の利用は，4コママンガや紙芝居に通じるところがあります。要は，情報をどの順番でどう出していけば相手に物語が上手く伝わるのか，というストーリー展開です。1枚のスライドは基本的に2次元の世界ですが，それに時間軸に沿った変化を加えることで，スライド1枚の中でも物語を展開できるのがアニメーション機能です。豊かな表現を可能にするために，この機能を有効に使わない手はないと思います。

**アニメーション機能を上手く使って，
1枚のスライドの中にも物語を展開しよう。**

Q17 1秒で伝わるスライドタイトルを付けているか？

1枚のスライドを1秒見れば，そのスライドを作った人が「伝える」ことに力を注いだか，「伝わる」ことに力を注いだかがわかります。「伝わる」ことに力を注いでいれば，そのメッセージはスライドのタイトルに込められています。「伝える」，発信することにばかり気持ちがいって，情報の受け手がどうとらえるかを想像できていない人は，スライドの中身（タイトルより下の部分）に伝えたいことを一生懸命書き込みますが，タイトルまで気が回りません。具体例を見ていきましょう。

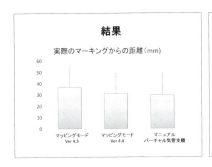
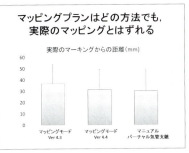

左側のスライドはよくある「結果」というタイトルですが，研究のプレゼンテーションであれば，結果だということは見ればわかります。一方右側は，グラフが何を表しているのかをタイトルにしています。新聞の見出しのようなものです。スライドのスペースを有効に使うためにも，**タイトルだけ読めば，その1枚のスライドで言いたい内容が伝わるのがよい**でしょう。コツさえつかめば難しいことではありません。

他の例も挙げておきましょう。

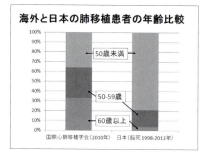
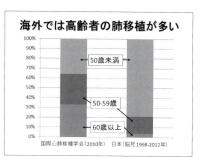

　左側のタイトルは，先ほどの「結果」よりは内容があり，少なくともデータが何を表しているかはわかります。しかし右側のほうがスライドのメッセージは明らかです。

　データの解釈のようなものをタイトルにして，聴衆にバイアスを与えていいのか——と疑問を持たれるかもしれません。しかしこれでいいのです。そもそもスライドで表示されたデータを一瞬で正しく解釈することは難しく，プレゼンはテレビコマーシャルと一緒で，基本的に聴衆を誘導するものなのです（**Q25**）。もちろん嘘を言ってはいけませんが，各スライドに誘導的なタイトルを付け，それらをつなぎ合わせることで，**20**秒で言い切れるあなたのイイタイコト，「北極星」（**Q12**）とも呼ぶべき結論に向かっていくような話の展開が理想なのです。

MESSAGE

スライドのタイトルに
あなたのメッセージを乗せよう。
効果的な「見出し」で聴衆を誘導しよう。

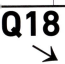

まさか聴衆に視力検査をさせていないか？

この Question ではスライド作りの基本中の基本である，フォントのサイズ，色使い，配置について考えます。「こんな話は聞き飽きた〜」という人は読み飛ばしていただいて結構。しかし現実には，この基本中の基本が守られていないスライドがかなり多いのです。

視力検査をさせていないか？

■フォントサイズ

PowerPoint のデフォルト，4：3のスライド（幅 25.4 cm，高さ 19.05 cm）なら，フォントサイズは最低でも 20 ポイント（pt）以上に，できれば 30pt 以上にしたいところです。タイトルであれば 36pt 以上あったほうが見やすいでしょう。もちろん，文字を大きくすれば入れられる文字数は限られますが，ここで行数ルール（Q14）が活きてきます。なお，当然のことですが，フォントサイズが同じでも，ベースになるスライドの大きさが変われば文字の相対的な大きさは変わることにも注意が必要です。

CHAPTER 2	相手本位のスライド作り
	聴衆に負荷をかけないための原則

フォントサイズは左のタイトルが **44pt**，本文が **36pt**。右はタイトルが **28pt**，本文が **24pt**。読みやすさは一目瞭然。

■フォントの種類

　またフォントの種類も重要です。ゴシック体（日本語の **MS** ゴシック，英語の **Arial** など）は縦と横の線の太さがほぼ同じで，スライドでは見やすいとされます。一方，明朝体（日本語の **MS** 明朝，英語の **Times** など）は縦線が太く横線が細い作りになっていて，目が疲れにくく，長く読むのには適しているそうです。しかし，スライドはパッと見で勝負するものなので，基本的にはゴシック体系のフォントがよいでしょう。たまに明朝体のスライドを見ると，ものすごく見にくく感じます。

フォントは左がゴシック，右が明朝。同じフォントサイズだが，パッと目に飛び込んでくるのはゴシック体。

　タイトルは太文字を使うと見やすくなることが多いように思います

が，フォントの種類によっては逆に見づらくなることもあるので，見た目で調整するとよいでしょう。また英語のスライドの場合は特に，（不自然でなければ）影を付けてみるとさらに浮き上がってハッキリと見えることもあります。

■行間の調整
　さらに，行間にも注意しましょう。行間が狭すぎると見づらくなるし，広すぎれば不自然です。ここでは**段落間の間隔**（つまり「改行」をした前後での段落の間隔）と，**行の間隔**の2つを調整します。Power-Pointでは段落ごとにこれらの数値を調整しますが，本書はPowerPointの解説本ではないので，ポイントになるところだけ説明します。
　段落前，段落後のpt数は，その分だけ改行の前後で空けるという意味で，わかりやすいです。状況に応じてですが，「**the power of powerpoint**」（**http://thepopp.com/**）というサイトによると，段落の間は文字のポイント分くらい空くと，自然に見えるとのことです。

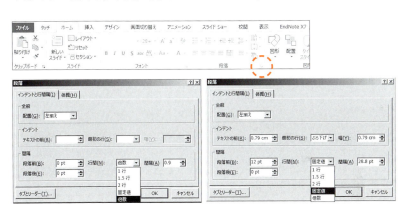

　紛らわしいのは「行間」で，これは実際には行と行の間隔ではなく，**行の高さ**を指しています。デフォルトは「1行」で，文字の高さ×1.2の間隔が空いています。24ptの文字なら「行間」（行の高さ）は**28.8pt**で（固定値にするとわかります），真の行間は**4.8pt**となります。全体の行

数などからバランスを考えて行間を調整することになりますが，1.5 行だと少し広すぎるように感じることが多いです。最も微調整が効くのは，「倍数」また「固定値」ですので，全体のバランスを見ながら調整するのがよいでしょう。前述の「the power of powerpoint」によると，1 文字の 0.5〜0.7 分の間隔を空けると見やすく，「倍数」なら 1.2〜1.4 にあたります。

デフォルトの「1 行」　　倍数で 1.2

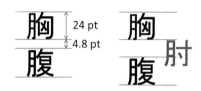

左はデフォルトの 1 行の行間，右は段落前 12pt，倍数 1.2 で行間を指定した場合。右のほうが見やすい。

■ 1 行に収める

　細かいことですが，美的に許せないと感じてしまうのは，1 文字や 2 文字だけ次の行にわたっているような文章です。これはやはりバランスが悪いので，文章を変更する，フォントサイズやテキストボックスの幅を調整するなどして 1 行に収めるのがよいでしょう。

> **VAL-MAPは安全で有効，再現性に優れた手術支援法である**
> - VAL-MAPの要治療合併症は1％未満だった
> - VAL-MAP支援手術の切除成功率は約99％だった
> - 設備・人員の異なる17施設で実施したが，ほぼ同等の結果が得られた

何とか1行に収めてほしい！

色覚検査をさせていないか？

　スライドの配色，特に背景の色とのバランスも重要です。**暗い背景に明るい文字，または明るい背景に暗い文字，が基本**です。ところがPowerPointのデザインには微妙な色や模様のものもあって，同じスライド内でも場所によって見やすかったり見づらかったりします。この点にも配慮してスライドデザインを選ぶとよいでしょう。

左側はスライドの上部が特に見づらいが，右側のように背景の明るさを抑えることで見やすくなる。

同じスライドデザインでも「背景の書式設定」から明るさなどの設定を変えることで，文字とのコントラストを付けて見やすくすることができます。

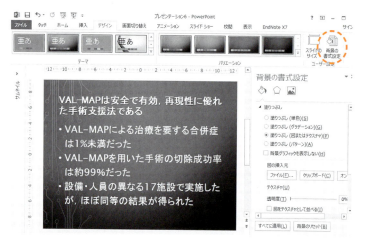

MESSAGE

**見やすいスライドは基本中の基本。
相手が見やすいスライド作成を徹底しよう。**

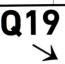

安易なコピペに頼っていないか？

　スライド作成の際に，文献からのコピー＆ペースト（コピペ）を多用する人がいますが，これは非常に印象が悪いです。いかにも手を抜いている印象を与えるからです。たとえば，文献の **Abstract** をそのまま貼り付けているのを見かけることがありますが，そもそもそんな小さな文字を読む気が起こるはずもなく（**Q14**），相手本位のプレゼンテーションとはかけ離れたスライドです。ある文献の要旨を伝えたいなら，それを自分なりに書き表して，引用であることを明記すればよいのです。それでも面倒でしょうか？

　こんなスライドが出されることは結構あります。申し訳程度に重要部分に下線が引いてあったりします。でも読めません……。

　また，よくあるのは文献の **Figure** からのコピペです。やり方次第で，手抜きスライドにも，わかりやすいスライドにもなります。往々にして文献からの **Figure** のコピーは**①文字が小さい，②発表とは無関係な情報が入っている**，という問題があります。やはり情報の絞り込みと，自分なりの修正が必要です。

CHAPTER 2	相手本位のスライド作り
	聴衆に負荷をかけないための原則

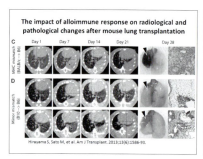 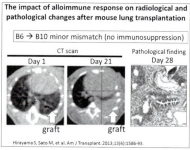

左：いかにもコピペ。図左肩の「C」「D」などのラベルは不要。写真が小さく見にくい。また，すべての写真を解説する時間もない。明らかに情報過多。
右：このスライドでイイタイコトだけに情報を絞り，必要に応じて強調したいポイントや説明を加えたスライド。

　概念図などを総説論文から引っ張ってくるのもよく見かけますが，自分が言いたいのは図の一部なのにそのままコピペしてしまうと，上記のFigure のコピペ例と同様，無関係な情報が入ってしまいます。
　理想的には，必要部分のみを取り出した形に修正を加える，あるいは自分オリジナルのイラストを描くのも良い方法です（Q13）。要は文献から図表を引用する場合も相手本位のプレゼンテーションを心がけ，**情報の取捨選択によって必要な情報のみを示す**ことが重要です。
　最後に，文献などからの引用は，引用箇所を明らかにするのがルールです。気を付けましょう。

MESSAGE

**安易なコピペは単なる手抜き。
不要な情報を消去し，相手に必要な情報のみを
提示する努力を惜しまないこと。**

自分にしかわからない略語を使っていないか？

論文とプレゼンの違いを認識する

　論文とプレゼンの大きな違いの1つは，読者または聴衆が，前に出てきた情報に立ち返れるかどうかです。論文は，「あれ？」と思ったら，前の場所に戻ることができます。一方，プレゼンは新しく出てきた情報が時間とともにどんどん消えていきます。つまり，プレゼンは一瞬一瞬で聴衆に理解してもらわなければなりません。それができないと，あっという間に話の道筋は失われ，聴衆は置き去りにされてしまいます。

　この論文とプレゼンの違いを最も端的に表すのが**略語の使用**ではないかと思います。論文では，本文中に頻回に出てくる用語を最初に略して，それ以降は略語を使うという方法があります。これは，読者が「あれ？　この略語，何の略だったかな？」と思ったらいつでも元に戻れるからこそできることです。

　一方，プレゼンでは，一般的でない用語に対して同じことをすると，あっという間に聴衆は置き去りになります。「最初に出てきたときに説明した」とあなたは言われるかもしれませんが，それは相手本位のプレゼンテーションではありません。聴衆は最初の説明を聴き逃したかもしれないし，聴いていたとしても忘れてしまうことも多いでしょう。そもそも，あなたのプレゼンに対して，聴衆はあなたほど興味を持ってはいないのですから（**Q10**）。

　そしてさらに問題なのは，発表している本人はもちろん，周り（共同演者）の多くも，そのような略語に不自然さを抱かない点です。理由は

おそらく，**その用語や発表内容について知りすぎている**こと。知らず知らずのうちに，当たり前だと思ってしまうのです。はじめてその話を聴く聴衆にとっては全く耳慣れない略語なので，すぐに話についていけなくなります。私の専門の医学・生物学分野で一番よく見かけるのは，群間の比較をするときなどに，グループ名を略してしまう例です。たしかに略さないとグラフの記載も冗長になりますし，喋っていても長ったらしい感じがしてきます。でも，はじめてその話を聴く聴衆にとっては，それでちょうどいいことも多いのです。

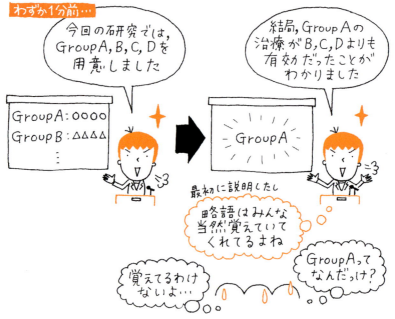

聴衆は後戻りして略語が何だったか調べられない。
これは本当によく見かける話。

略語の説明が冗長になる場合の対処法

　略語を使わないのがベターということになりますが，スライドの記載があまりに冗長になる場合の 1 つの**妥協策は，スライド上では略語を示しつつ，口頭で説明する際には略語が何であるかを説明する方法**です。口頭での説明は 2～3 秒プラスすればできますが，それで聴衆の理解は大きく変わってきます。逆に，口頭で説明するのがあまりに冗長になる場合，**スライドを見れば常に何の略語かわかるようにしておく方法**もあります。とはいえ，それでも略語があまりに多いと聴き苦しいですが……。ちなみに論文でも，一般的でない略語の乱用は読者の読む意欲を削ぐということで，避けることが勧められます。

略語をどこまで使うかも聴衆次第で決める

　略語はできるだけ避けましょう，というのが原則ですが，やりすぎるとかえって煩わしくなる場合もあります。専門性の高い発表の場で，その分野では当たり前の用語であえて略語を使わずにプレゼンを続けると，すごく聴きにくく感じます。その分野で，その略語がどれくらい一般化しているか ―略語を略語とすら認識せずに使用するほど浸透しているか―は結局，聴衆次第。Q9 で説明した，「聴衆がどんな人たちかを知ろうとしているか？」という話と直結しています。

略語の認知度
◎一般に浸透，または略語自体が単語として認知されている略語
　（例：DVD＝digital versatile disc　←知ってました？）
◎ある程度の専門職の間では常識的な略語
　（例：MRI＝magnetic resonance imaging，医療関係者の中で
　　　はMRIで十分通じるし，magnetic resonance imaging
　　　と言われてもピンとこない）
◎専門分野の人たちの間では常識的な略語
　（例：VATS＝video-assisted thoracic surgery（胸腔鏡手術），
　　　呼吸器外科医の間では少なくとも常識）
◎専門分野の中でも限られた人たちの間でしか使われない略語
◎その発表，その研究の中でしか通用しない略語

　自分が使おうとしている略語が，どこまで浸透しているのかを，聴衆がどんな人たちかとのバランスの中で考えることが重要です。

MESSAGE

**あなたが定義した略語を
聴衆は覚えてはくれない。
略語の使用は聴衆の「常識」に合わせて。**

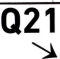

派手になりすぎていないか？

ビジュアルを活かしたスライド作りは発表の良さを引き出す1つのテクニックですが，やりすぎは逆効果です。

文字の色は2色まで

　Q18でも述べましたが，聴衆の負担になるような配色は慎まなければなりません。よくあるのが，黒文字がベースで，赤や青，ピンクなど複数の色が目まぐるしく入れ替わるスライドです。発表者は強調したいことがあって色を変えていると思われますが，夜のネオン街（←死語？）かパチンコ屋の看板のようで，強調されるべき内容よりも，その文字の派手さに目がいってしまいます。奇をてらったフォントなども同様で，本来の意図とは違ったところに聴衆の注意を引いてしまいます。

図表内の配色にも気を配ろう

　図表についても配色に気を配る必要があります。表は基本的に文字ですから，同じ原則に従いましょう。イラストを使用する場合も，あまり色使いが派手にならないほうがいいでしょう。小さな子どもにクレヨンで絵を描かせると，すべての色を使いたがることが多いと思います。同じようにPowerPoint上で多くの色を使いたがる人がいますが，あまり感心しません。一流の学術誌に掲載されているイラストの配色は，かなり控えめなことが多いのです。

アニメーションは使い様

PowerPointのアニメーションは話に合わせて情報を小出しにする有効な方法で，是非上手に使いたい機能です（Q16）。しかし，やたらとアニメーションを使いすぎて，目がチカチカするスライドになっている場合もあります。個人的な感覚では，**アニメーションの入るスライドはせいぜい3～4枚に1枚程度で，それ以上多くなるとかえって煩わしい**気がします。発表の中に「緩急」を付ける感じです。

また，アニメーションにはさまざまな種類があり，面白がって使いたくなる気持ちはわからなくはありませんが，実際に使うのは，文字や図を話に合わせて登場させる「アピール」と，必要に応じて消す「クリア」または「フェード」くらいでしょう。スライドの中で文字や図が移動する「スライドイン」「スライドアウト」はごく稀に，「ズーム」「ターン」「バウンド」はまず使いません。派手な効果は，それ自体聴衆の興味を引くものですが，必要以上にそこに注意が向いてしまうために話の内容から気持ちが逸れてしまいます。結局，どういう風に情報が提示されれば一番理解しやすいかを，聴衆の視点から客観的に見ることが大切です。

スライドの切り替え

PowerPointには「画面切り替え」というタブがあり，「プッシュ」「ワイプ」といった機能があります。この機能は，その存在を知らなくても全く困ることはありません。むしろ，「こんな機能があったんだ！」と嬉しがってやたらと使われるほうが聴衆には迷惑です。

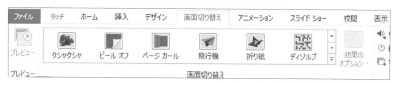

PowerPointの画面切り替え機能：全く使う必要なし

派手になりすぎていないか？

　ある発表で，スライドの切り替えのたびに違う「画面切り替え」機能を使っているのを見たことがありますが，それは気が散るものでした。やってみると結構楽しいのですが，あなたが楽しむためではなく，聴衆にメッセージを伝えるためのスライドであることを忘れてはなりません。そうした効果のために内容以外に聴衆の注意を引いてしまうのは本末転倒です。結局，スタンダードな落ち着いたプレゼンテーションが一番良いのです。

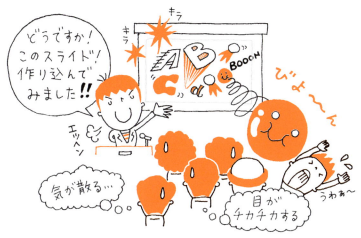

派手なスライド，百害あって一利なし……

MESSAGE

奇をてらったり，自分が楽しい配色やフォント，アニメーションは，聴衆にとって気が散るだけの煩わしい存在。落ち着いた雰囲気のスライド作りを心がけよう。

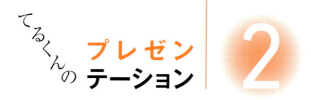

てるくんのプレゼンテーション 2

―プレゼンのあり方を見つめ直してみよう―

　2週間前に「発表はコミュニケーションであって，発表者が話すだけではない」とでも言いたげなコメントを残していったM先生。てるくんは，どういうことだろう？ と思いつつも，とりあえず自分なりのやり方で一生懸命スライドを作ってみた。テーマは「**肺移植候補となる呼吸不全患者の栄養管理とリハビリテーション**」である。

M：あれから2週間，上手くまとまりましたか？
てる：一応自分なりにまとめましたが，結構分量が多くなってしまって。発表時間は5分ですけれど，早口で話せば何とか5分半くらいで発表しきれます。
M：う〜ん，それは発表しきれるとは言えないな。まず時間オーバーは絶対ダメだからね。まぁ今日のところは，とりあえず一通りプレゼンしてもらおうか。
てる：では，今あるスライドで一通りプレゼンさせていただきます。

──流暢に説明するてるくんだったが……

　読者の皆さんも，てるくんのスライドをどのように改善できるか，一緒に考えてみましょう。

① 肺移植待機患者の栄養状態とリハビリテーションに関する検討

T大学医学部附属病院
てるくん、M先生、〇〇、△△、□□、××、◎◎

② はじめに

- 肺移植候補患者の管理で栄養、リハビリは重要である。
- 肺移植待機患者の栄養評価では、体重だけでなく、体成分の構成を考慮した評価が重要である可能性がある。
- 最近、患者の筋肉量減少(サルコペニア)が、身体機能低下、QOLの低下、死亡リスクの上昇と関連するといわれ、注目を集めている。
- 肺移植患者においても、サルコペニアの評価が重要である可能性がある。

③ 方法

当院で評価された肺移植候補患者50名に対して
- 体脂肪量指数 (FMI)= 体脂肪量(kg)/身長(m)2
- 除脂肪量指数 (FFMI) =除脂肪量(kg)/身長 (m)2

男性:17 kg/m²未満、女性:15 kg/m²未満を低栄養として評価した。
サルコペニアは脊柱起立筋断面積 (CSA) を指標とした。

④ 結果1:肺移植候補患者の肥満度と低栄養度

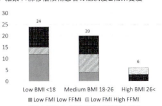

肥満: FMI>30%、低栄養: FFMI<17kg/m²(男), <15kg/m²(女)

⑤ 結果2: BMIと除脂肪量指数

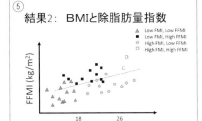

⑥ 結果3:FFMIとサルコペニア

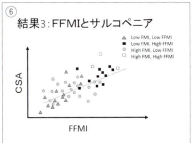

⑦ Summary

- 肺移植候補患者の体脂肪量指数から計算した肥満度、除脂肪量指数から計算した低栄養度は、BMIを問わず、さまざまな分布をしていた。
- FFMIとBMIは緩やかな相関を示していた。
- FFMIと、サルコペニアの指標となるCSAは強く相関していた。

⑧ 結語

肺移植候補患者の栄養状態、筋肉量の評価には、BMI以外に体組成(FMI、FFMIなど)を加味した評価が重要である可能性がある。

M：なるほど，頑張って勉強してきたね。だけど正直言って，話の半分も理解できなかったよ。

てる：はぁ（がっかり）。

M：まぁがっかりすることはないよ。なぜ私，つまり聴衆が理解できなかったか。相手本位のプレゼンテーション，相手本位のスライド作りという視点で考えてみよう。

まず，イントロダクションのスライド②だけど，すぐに気が付くのは「行数ルール」が守れていませんね。

てる：あ～，何気なくつらつら書いてしまいました……。

M：最初はそこから始めればいいけれど，人前に出すときは必ず，日本語のスライドなら本文を6行以内に収めましょう。このルールを絶対に守ると心に決めることです。たとえば1行目の最後は「ある。」だけが次の行にわたっているけど，ちょっと工夫すれば必ず1行に収まりますよ。

てる：体言止めで「重要。」で終わってもいいかも。

M：そうですね。この行はそれでいいですが，一歩進んで全体の中で考えてみると，このスライドはすべて，肺移植候補患者の栄養とリハビリの管理について述べています。そして「箇条書き」でまとめているので(Q15)，スライド全体に及ぶ共通部分をタイトルにしてしまう手がありますね。そもそもこのスライドの「はじめに」というタイトルは，情報としてあまり価値がありません。プレゼンの最初に出てくるスライドなので，「はじめに」なのは皆わかっているのです。むしろ1秒でこのスライドのメッセージが伝わるようなタイトルを付けることが重要です(Q17)。

> **肺移植候補患者の管理で重要な栄養、リハビリについて**
>
> - 体重だけでなく、体成分の構成を考慮した評価が重要である可能性がある。
> - 最近、患者の筋肉量減少（サルコペニア）が、身体機能低下、QOLの低下、死亡リスクの上昇と関連するといわれ、注目を集めている。
> - 肺移植患者においても、サルコペニアの評価が重要である可能性がある。

てる：では，こんな感じでいかがでしょう。たしかに，行数も節約できたし，何を伝えたいかがタイトルからわかる，引き締まったスライドになった気がします。

M：ずいぶん良くなったね。でもまだ本文は7行あって，行間のバランスもちょっと悪いかな，という印象です。行数が減った分だけ，もう少し行間を空けたほうが見やすいですね（Q18）。

　細かいところだけど，新しい1項目目の「重要である可能性がある」は回りくどいかな。

　2～3項目目はどちらも筋肉量の減少，サルコペニアの評価についてだよね。結果的にはリハビリの話にもつながるところだけど，ここはもう少し工夫したいところです。というのも，3項目目を言うために2項目目を言っているわけです。サルコペニアが一般的に注目されている，だから肺移植でも重要かもしれない，というロジックですよね？

> **肺移植候補患者の管理で重要な栄養、リハビリについて**
>
> - 体重だけでなく、体成分の構成を考慮した栄養評価が重要かもしれない。
> - 一般に、患者の筋肉量減少（サルコペニア）が、身体機能低下、QOLの低下、死亡リスクの上昇と関連するといわれ、注目を集めている。
>   ▽
>   肺移植患者でも、サルコペニアの評価が重要？

てる：何気なく書いていましたが，たしかにそういう理屈です。ということは，因果関係の矢印が使えるかもしれませんね！

M：さらに良くなったじゃないですか。単に行数が減っただけではありません。これから議論していく内容が，「体成分の構成」，なかでもサルコペニア，筋肉量についての話なのだな，と話題がすり鉢状に絞られていく流れがよくわかるようになりました。このように絞り込めたのは，てるくんが作った最初のスライドが，すでにそうした方向性を持っていたからですが，よく考えて情報を整理しないと，上手く聴衆に伝わるスライドにはなりません（Q12）。

> **方法**
> 当院で評価された肺移植候補患者50名に対して
> ・体脂肪量指数 (FMI)= 体脂肪量(kg)/身長(m)2
> ・除脂肪量指数 (FFMI) =除脂肪量(kg)/身長 (m)2
> 男性:17 kg/m²未満、女性:15 kg/m²未満を低栄養として評価した。
> サルコペニアは脊柱起立筋断面積 (CSA)を指標とした。

M：では次にスライド③「方法」のスライドを見ていこう。ここでのポイントは，体脂肪量指数，除脂肪量指数，脊柱起立筋断面積という用語です。私は，これらの用語にほとんどなじみがありません。しかもスライド④以降はFMI，FFMI，CSAという略語に置き代わって，ますますわかりにくくなっています。略語は安易に使わないほうがいいですね（Q20）。

てる：実は僕も今回の発表準備前は知りませんでした。今は勉強して理解したつもりですが……。

M：これは典型的な，自分本位のプレゼンテーションのスタイルなので注意が必要だね。ありがちなのは，あまり簡単な話をしたらバカにされるんじゃないか，といった潜在意識が発表者にあって，虚勢を張ることです。「これぐらい皆さん，ご存知ですよね〜」といった口調で難しい用語を使う。これだと絶対に聴衆はついて来ないです。今回の発表を聴いてくれる人の多くは呼吸器内科の先生だと思うけど，その人たちがこれらの用語，話題にどれくらい精通しているかと言えば，大多数が私たちと同じくらいのレベルでしょう。まず聴き手がどんな人たちかを知ろう（Q9）という姿勢，そしてそこに自分を合わせていく姿勢がとても大切ですね。

では，どのように相手に合わせていくか。感覚的には，知っていること8割，知らないこと2割くらいだと話についていけますが，それ以上知らないことが増えるとついていけなくなるように思います。「フムフム，フムフム，へ〜そうなんだ」という感じかな。「フム」は知っていること（×4）で，1つくらい「へ〜そうなんだ」（知らないこと）が出てくると理解できる。てるくんの「方法」のスライドだと聴衆は，知らない用語が一気に並べられているので，もうついていけない，と感じてしまうかもしれません。

てる：なるほど〜。用語をもう少し丁寧に説明したほうがよさそうですね。ではこんな感じでどうでしょう。絵を使ってみることにしました。

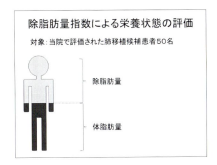

　「除脂肪量指数」ですが，これは「除脂肪量」を身長の二乗で割った数字ですので，まず「除脂肪量」を説明することにしました。「除脂肪量」と「体脂肪量」を合わせると，その人全体の体重になります。

　次に，「除脂肪量」に含まれるのは筋肉，水分，骨，その他ですので，イコール筋肉量ではないですが，筋肉量をある程度反映する可能性があるというのも大事なところです。先ほどのスライドにアニメーションで重ねてみました。

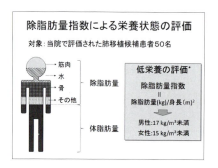

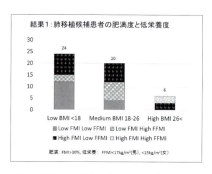

　この説明の前提に立って,「除脂肪量指数」の計算と, この研究での低栄養の評価を表すようにしました。これもアニメーションで出すようにします。脊柱起立筋断面積についてもかみ砕いて説明したいと思います。

M：かなり良い説明になったね！　さすがてるくん。じゃあ次にいこう。さて, 肝心の「結果」スライドですが, 何がわかりにくいかというと, やはり下に書いてある4つの分類ですかね。見慣れない略語（FMIとFFMI）が使われているのがまず難しい。さらに, それぞれの高い／低いの組み合わせで患者さんを4群に分けていて, それがBMIの痩せ, 標準, 肥満にどれくらい分布しているかを表しているのだけど, これは, 時間をかけて見ないと理解できないなぁ。

てる：たしかにおっしゃる通り……。データはこの通りなのですが。

M：ええ, そうでしょう。ここからが「解釈」です。食材を生で食卓に並べるのか, きちんと料理するのか, 料理するならどう料理するのか, 腕の見せどころです。このデータから何が言いたいのですか？

てる：え～と……BMIが低くて痩せている人に, 除脂肪量指数を指標にした低栄養の人が多いのは, まぁそうだろうなと思います。一方, BMIで標準や肥満になるような人にも除脂肪量指数で見ると低栄養の人が多い, というのは意外というか,「へ～」という気がしました。

M：なるほど, それすごく大事なことじゃないですか？　これから肺移植候補の患者さんの栄養とかリハビリを改善しようという話をするわけですよね。普段僕らが痩せ・肥満の基準に使うBMIからみて, それほど

痩せていない人たちが，実は低栄養だ，というのは，ますます移植候補の人の栄養管理の重要性を支持するデータじゃないですか？
てる：はい，たしかにそうです。これが「解釈」ですね。
M：除脂肪量指数からみた低栄養，というところにフォーカスすれば，BMIだけではわからないことがわかる，というメッセージが生まれてきます。逆に体脂肪量指数はどうでしょう。メッセージをシンプルにするという意味では，あえて触れないという手もあるでしょう。

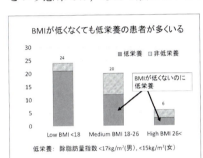

てる：なるほど〜体脂肪量指数はせっかく調べたし，入れないといけないかなと思っていましたが，逆にないほうがスッキリしますね！
　なんだか今までぼんやりとしか考えていなかったことが，ハッキリしてきたような気がします。タイトルもメッセージ性のあるものにしました。
M：これもスライドを洗練することの効用です。ずっとわかりやすくなったと思うよ。ただ，肺移植候補の患者さんにはBMIで「痩せ」がない人に低栄養が「多い」と言うためには，肺移植候補じゃない患者さん，あるいは健常人でどうか，という情報はあったほうがいいよね。
てる：う〜ん，たしかに。低栄養が多いというのは僕らの印象にすぎない，ということですね。これは今すぐにはお答えできないので，栄養士さんに聞いてみます。この点も踏まえて，スライド全体をもう一度練り直したいと思います。ありがとうございました。

　てるくんとしては，とりあえず作ってみたスライドだったが，聴衆の立場に立った相手本位のプレゼンテーション，スライド作りという意味では，まだまだなのだと痛感したのだった。そして，スライド1枚ずつのイイタイコトを明確にしていくというアプローチから，おぼろげながら自分がこの発表でイイタイコト，言うべきことが見えてきた気がしたのだった。

CHAPTER 2 → 3

第三章

なぜあなたの発表は伝わらないのか

CHAPTER 3

パート別・プレゼンテーションのコツ

聴衆を
イイタイコトに
導くために

CHAPTER 3　パート別・プレゼンテーションのコツ
聴衆をイイタイコトに導くために

向かうべき北極星を最初に示せているか？

　発表でイイタイコトは発表準備の過程で見出すことが重要であること（**Q12**），また聴衆は基本的にあなたの発表に興味がないと思っておいたほうがよいこと（**Q10**）を述べました。それでも発表をし，メッセージを伝えるために最も重要なのは，**発表のスタート時点，いわゆる「つかみ」で聴衆を狙い撃ちにする**ことです。というのも，聴衆の注意力は発表の最初にピークに達するからです。

　「つかみ」のポイントは，①イイタイコト・結論を最初にはっきりさせる，②これからの話が聴衆である「あなた」の問題であることを訴える，の2点です（②については**Q23**で説明します）。話の結論を最初に述べる習慣が大切だ（**Q11**）と説明しましたが，これは発表全体にも当てはまります。イイタイコトは当然，発表自体のタイトルと一部重複すると思いますが，タイトルはスライドでも表示されますし，司会（座長）が紹介してくれることも多いので，「つかみ」では**タイトルを繰り返すの**

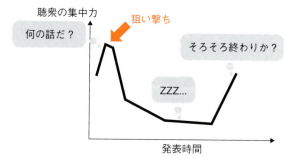

聴衆の集中力が最も高い発表の最初で「つかみ」をしっかり決める

ではなく，**自分の言葉に少しかみ砕いてイイタイコトを聴衆に訴える**のがいいでしょう．具体例を示します．

■具体例
タイトル：Virtual Assisted Lung Mapping（VAL-MAP）の安全性と有効性の検討
最初の一言：この発表では皆さんに，新しい手術前のマーキング手技であるVAL-MAPが安全で，かつ有効な方法であることを知っていただければと思います．

（英語の場合）
タイトル：Safety and Efficacy of Virtual Assisted Lung Mapping (VAL-MAP)
最初の一言：VAL-MAP is a novel preoperative lung marking technique. In this presentation, I'd like to show how safe and effective VAL-MAP is.

（症例報告の場合）
タイトル：画像上 ground glass nodule を呈した扁平上皮癌の一症例
最初の一言：今回私たちは，肺扁平上皮癌であるにもかかわらず画像上はすりガラス様陰影を呈し，腺癌と見分けがつかない症例を経験しました．ここでは病理と画像所見を中心に供覧したいと思います．

なぜ最初にイイタイコトを述べるとよいかと言えば，**発表の最初は聴衆が一番話を聴いてくれている**からです．たった20秒ほどを惜しまず，比較的ゆっくりとした口調でしっかりと，この発表がこれからどこに向かって進んでいくのかを述べることで，聴衆の立場からすれば，後の発表が格段に理解しやすくなります．これから砂漠を旅するというときに，「あれが**北極星**だよ，あれに向かって行くんだよ」と向かう方向を

CHAPTER 3
パート別・プレゼンテーションのコツ
聴衆をイイタイコトに導くために

ハッキリ示されれば，みんな確信を持ってついて行くわけです。逆に話の行き先もわからずに本題が始まってしまうと，行先のわからないミステリー列車に乗ったようにドキドキするか，「よくわからないな〜まぁいいか〜」と眠ってしまいます。

　発表がいくつかのパートに分かれる場合は，アウトラインを最初に示して，それに沿って各パートの最初に話の内容を言ってあげたほうが親切です。講演形式で **10** 分以上であれば，多くの場合話が複数のパートに分かれることが多く，聴衆は今全体のどこにいるのかを知りたくなるものです。聴衆が迷わないよう，全体の中の位置を示してあげるのが相手本位のプレゼンテーションと言えます。ただし，**10** 分未満の研究発表で，話が一直線に進むなら，あえてアウトラインを示す必要はないでしょう。また，背景（**Introduction**），方法（**Materials and Methods**），結果（**Result**），結論または結語（**Conclusion**）という順の最もよくある研究発表では，最初にアウトラインを示すとかえって不自然になるでしょう。

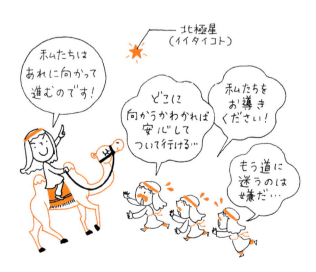

向かうべき北極星を最初に示せているか？

左：プレゼンのアウトラインを示すスライド例
右：プレゼンの中で，これから最初のパートの話をすることを示すスライド例。2，3番目のパートは文字の色を薄くしている。
セリフ：（左のスライド）今日みなさんにお話しするのは次の3つです。まず「なぜ書けないのか？」ということで，原因と対策を考えてみましょう。次に，特に癌領域の論文を書く際の執筆のタイミングとコツについてお話しします。最後に，書くだけでは終わらない，最後の詰めが大事です，というお話をします。
（右のスライドに移動）ではさっそく，なぜ論文が書けないのか──耳が痛いという人も多いと思いますが，その原因，そして対策を考えたいと思います。

MESSAGE

聴衆の集中力が一番高いプレゼンの最初に，発表がどこに向かうか「北極星」を示そう。発表内容が複数パートに分かれるなら，アウトラインを示しながら聴衆を誘導しよう。

Q23

「自分の問題だ」と思わせる
イントロダクションにしているか？

　皆さんは今，何に一番関心があるでしょうか？　仮に次の学会発表だとして，では誰の学会発表でしょう？　おそらく，他の誰でもない，あなた自身の学会発表だと思います。学会発表でなくても，第一の関心事はほぼ確実に，あなた自身のことではないでしょうか。他にも，あなた自身の家族，仕事，今夜の晩御飯……。そう，私たちは，何だかんだ言って**自分のことには必死になるけれど，自分に関係ないことには関心がない**ものです。どんな重大な問題も，いわゆる「対岸の火事」というわけです。

　では，あなたの発表に関心を持ってもらうにはどうしたらいいのか？　それはあなたの発表を，聴衆にとって「自分の問題だ」と思わせることです。対岸の火事ではなく，自分に火の粉が降りかかっていると認識してもらうのです。

　そのためには，まず聴衆の集中力が一番高いプレゼンの最初を狙い撃ちして，この発表がこれから向かう「北極星」を示し（**Q22**），さらに間髪入れずに，**北極星に向かうことが，（聴衆である）「あなた」にとってなぜ，どのように重要なのか**を示します。もちろん，聴衆がどこの誰であるかによって「あなたの問題」のあり方も変わってくるので，聴衆がどういう人たちかをよく考えてイントロダクションを構成することが大切です（**Q9**）。

　例として，私の研究テーマの1つである，微小肺癌に対する手術前の肺のマッピング（**VAL-MAP**）についてのイントロダクションが，聴衆によってどのように変わるかを示しましょう。**VAL-MAP**は，見たり触れた

りしてもどこにあるかわからない早期の肺癌に対して，手術前に肺に複数の印を内視鏡で付けることで手術のガイド，道標にする方法です。

■例①：聴衆が，自分と同じ肺の手術を専門としている外科医の場合
　「皆さんも呼吸器外科医ですから，きっと手術中に，切除すべき病変が見つからず，冷や汗をかいたことがあるかと思います。この，われわれにとって非常に悩ましい問題を解決してくれるのが，今日お話しするVAL-MAPです。」

■例②：聴衆が，肺癌の手術を外科医に依頼する内科医の場合
　「皆さんご存知の通り，最近はCTの性能が良くなったので，小さな肺癌がよく人間ドックなどで見つかります。そこで内科の先生方から患者さんをご紹介いただくわけですが，実はわれわれ外科医には，この小さな病変がどこにあるかが大問題なのです。CTでこんなによく見えているのになぜ？　と皆さんは思われるかもしれませんが，これが本当に難しいのです。どこにあるかがわからないと，患者さんもわれわれ外科医も，そして内科の先生方も困ってしまうわけです。その問題を解決してくれるのが，今日お話しするVAL-MAPです。」

■例③：聴衆が，一般の人（潜在的な患者さん）の場合
　「皆さんの周りにも肺癌になったという方が，おられるかもしれません。今や日本人の癌による死亡原因で一番多いのが肺癌です。理想的なのは早期発見，早期治療で，最近は人間ドックのCTで直径1cm以下のものがよく見つかるようになりました。しかし，ここに大きな問題があります。せっかく皆さんが人間ドックでこういう早期の肺癌を見つけてもらっても，手術中にどこに肺癌があるのかわからないことがあるのです！　ひどい場合は，もう少しわかりやすくなるまで育ててから切りましょう，と。これじゃあ早期発見の意味がないですよね！　そこで登場したのが，今日お話しするVAL-MAPです。この方法があれば，ほぼ確

CHAPTER 3 パート別・プレゼンテーションのコツ
聴衆をイイタイコトに導くために

実に，しかも過不足なく病変を切除することができるのです。」

　同じ内容の話でも，聴衆によってイントロダクションが変わることをご理解いただけたでしょうか。一番やりやすいのは，自分と同じ目線の人たち（例①）で，一番難しいのは，自分と知識や経験が違う人たち（例③）です。そして忘れてはならないのが，**"The audience is always right."**——**聴衆があなたの発表をどうとらえるかがすべてであって，あなたが何をどれだけ一生懸命に準備して発表するかが問題なのではない**ということです（**Q5**）。あなたの発表が伝わらなければ，相手に理解力がないのではなく，あなたの発表に，伝えるだけの準備が足りなかったということです。

　もう少し身近な（？）例として英語プレゼンに関する講演のイントロダクションを紹介します。

■例①：聴衆が，英語プレゼンをある程度経験している人の場合
　「皆さん，英語で研究発表をした経験がある程度おありかと思います。どうでしょう？　簡単でしたか？　ここにおられる多くの方にとって，おそらく準備も大変だったし，発表自体も日本語のときとは勝手が違う，そして何と言っても質疑応答は恐怖そのものではなかったかと思います。これにはいろいろな原因があります。そしてこれは朗報ですが，皆さんがすぐにできる対策がいくつもあります。今日は，明日皆さんが英語プレゼンを控えていても役に立つ，即効性のある対策から，長期的な視点でできる対策までを見ていきましょう。」

　このようなイントロダクションは，実際に英語のプレゼンで苦労している人が聴衆だと，「うんうん」とうなずいてくれたりしてすごくやりやすいです。一方，難しいのは，英語のプレゼンをほとんどしたことのない人に当事者意識を持って聴いてもらいたい場合です。

「自分の問題だ」と思わせるイントロダクションにしているか？

■例②：聴衆が，英語プレゼンをしたことがない人の場合

「皆さん，自分が英語でプレゼンテーションをするなんて，ずっと先の話だと思っていませんか？　それもそのはず，国際学会で発表できるような発表テーマはある程度経験を積まないとできてきません。しかし，皆さんにとって今日お話しする内容が早すぎるということは全くありません。むしろ今ここで聴いておいたら近い将来役に立つという話です。逆に言えば，こういう話を聴く機会がなかった皆さんの先輩たちは，大抵英語のプレゼンですごく苦労しています。英語のプレゼンが身近に迫ってからできる対策もありますが，限界があります。研究者として国際舞台で活躍することを目指すなら，今から英語でのプレゼンテーションの腕を磨き始めるべきです」

例②は，プレゼンの本題でも聴衆の興味を掻き立て続けるのは難しく，途中でもいろいろな工夫が必要でしょう。しかし**"The audience is always right."**——それでも聴衆が皆寝てしまったら，やはり反省が必要ですね。私もいつも悩むところです。

また内容的には，例①では即効性のある対策があると言い，②では早

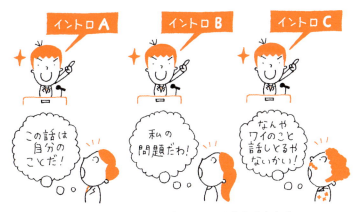

聴衆によってイントロダクションは大きく変わる。

いうちから対策しないとダメだと言い，二枚舌のようですが，両方とも真実です。聴衆によって話のフォーカスが変わってきます。

　このように，同じ内容の話をするにしても，**聴衆の立場によって何が問題かは異なります**。もし聴衆がどういう人たちなのかわからなければ（ある程度わかっていても意図的に），聴衆に問いかけを行うこともあります。「皆さんの中で，国際学会などで英語でプレゼンをしたことがある，という方はどれくらいおられますか～？　手を挙げてみてください。半分くらいですね」といった具合です。手を挙げるか判断してもらう，頭と体を使ってもらうことで，少し目覚めていただくとともに，自分の問題かな？　と思ってもらうきっかけを作っているとも言えます。また，プレゼンは双方向コミュニケーションですので，相手を知ろうという姿勢は良好なコミュニケーションの鍵であり（コラム「相手を知ろうという姿勢は良好なコミュニケーションの鍵」**p.34**），こちらから歩み寄ろうという姿勢の表れでもあります。

　聴衆がどういう人たちかに応じて，相手に「自分の問題だ」と思ってもらえる ─この話を聴けば，「自分の問題」がよくわかる，解決すると思える─ように，**あなた自身のイントロダクションを工夫**して，聴衆を話に引き込んでいきましょう。

MESSAGE

聴衆に応じて，「自分の問題だ」と思ってもらえるよう イントロダクションを工夫しよう。 人は，自分のことになると必死になる。

サラッと本題に入れているか？

　イントロダクションでは聴衆に，発表テーマが「自分の問題だ！」と意識させることの重要性を述べました（**Q23**）。だからといってイントロをやたらと長くするのは感心しません。**せいぜい発表全体の 3 分の 1〜4 分の 1 以下**です。ときに，半分以上がイントロという発表を見ますが，延々と続くイントロのせいで聴衆は辟易としてしまいます。研究の発表であれば，どんな研究をし，その結果がどうだったのか，というのが本題です。イントロはあくまでイントロ。歌のイントロ（前奏）と同じで，いつまでもそれが続くとおかしなことになってきます。

　さらっと本題に入れない理由は主に①本題で話す内容がない，②イントロで言いたいことが多すぎる，の 2 つです。①はあまり見かけないのですが，本当に話す内容がないならそもそも発表などしなければいいと思います。むしろ大抵は②のパターンです。発表したい本題も盛りだくさん，その前のイントロで述べたいこともたくさんある，いわゆる情報過多の状態です。そこで思い出していただきたいのが，「聴衆はあなたの発表に興味がない，と認識しているか？」（**Q10**）と，「熱くなりすぎていないか？」（**Q7**）です。一生懸命やればやるほど逆効果になることはよくあります。本来あまり興味のない聴衆を引きつけるイントロダクションで始めることができたら，結論に向けて本当に必要な情報に絞り込み，時間とともに聴衆の興味が落ちていく前に本題に入りましょう。

　また，比較的話す時間の長い講演（**10 分以上**）でも，どこまでがイン

CHAPTER 3	パート別・プレゼンテーションのコツ
	聴衆をイイタイコトに導くために

トロで，どこからが本題なのかがよくわからないと聴いていて疲れるので，アウトラインの提示（**Q22**）が重要になります。アウトラインを示すことで，発表者自身も，イントロと本題を区別し認識することができるはずです。

　もしイントロがどうしても短くならないという場合，それは本題のほうで本当にイイタイコト，言うべきことが絞られていない可能性が高いのです。結論が散漫だと，そこに至る道筋も散漫になります。その場合には，**Q12**で述べたように，全体の準備作業を通してイイタイコトを絞り込んでいくのがよいでしょう。

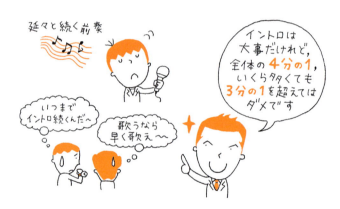

MESSAGE

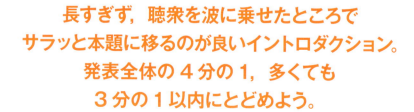

長すぎず，聴衆を波に乗せたところで
サラッと本題に移るのが良いイントロダクション。
発表全体の4分の1，多くても
3分の1以内にとどめよう。

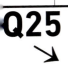

相手に解釈を任せていないか？

　プレゼンテーションの初心者でありがちな勘違いに，「データはデータのまま，ありのままに見てもらわなければならない」というのがあります。発表者側が解釈を加えてバイアスをかけてはいけないというわけです。論文作成のときにも，**Results** の中では淡々と結果（データ）を記述し，その解釈は **Discussion** で行うと言われたりします。

　まず論文については，個人的にこの考えは正しくないと考えています。しっかり結果を解釈したうえで，あたかも淡々と客観的事実のように記載するのが **Results** の書き方だと思います。そうしなければ，読者を正しく――結論である「北極星」に――導く書き方はできず，論文が迷走してしまうからです。詳しくは拙著『なぜあなたは論文が書けないのか？』の **Q29**「建て前と本音を区別して読者を誘導できているか？」をご参照ください。

　発表はどうかと言うと，聴衆の立場で考えれば明らかですが，短い発表時間の中でデータを解釈する余裕はありません。論文であれば読むペースを読者が自分でコントロールして，たとえば **Methods** と **Results**，**Figure** を行き来しながらデータを吟味，解釈することが可能ですが，プレゼンの場合は発表者のペースで，しかも短い時間でどんどん進んでいくので，データの解釈を聴衆に委ねることはそもそも不適切です。もし，解釈をしてもらわなければ理解できないようなデータを出したとしたら，それは夕食に招いた客人に，生の食材をそのまま皿に乗せて出すようなものです。食材の良さを生かしつつ，しっかり料理して，きれいに盛り付けてからテーブルに並べてもらわなければ，食べようがありません。

CHAPTER 3

パート別・プレゼンテーションのコツ
聴衆をイイタイコトに導くために

　もっと言えば，プレゼンは**テレビのコマーシャル（CM）のようなもの**です。たとえば新車のCMで，その車の設計図や細かな走行データを並べられてもその車の良さは伝わりません。その車の売り上げを伸ばそうと思えば，その車を運転するのがいかに快適で楽しいかを印象付けるCMでなければなりません。これはその車の性能を反映した「解釈」であって，性能そのものではありません。その車に興味を持った人は，販売店で細かなデータを見せてもらったり，試乗させてもらえばいいのです。

　プレゼンで上記のような「解釈」を加えて発表に使うのにはいくつかのコツがあります。第1にそのスライドでイイタイコトを明快にすること，第2にそのスライドのイイタイコトに導くようなデータの示し方，たとえばグラフや図などを示すことです。イイタイコトにつながらない余計な情報を省き，すべての情報がイイタイコトに向かうようベクトルを揃えるべきであるのは，発表全体にも1枚のスライドにも言えること

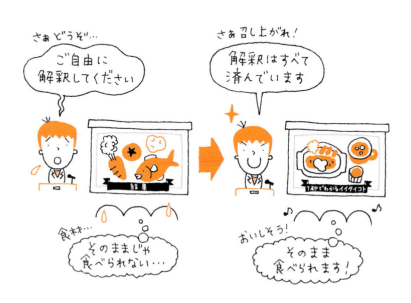

です（**Q28**で詳述）。さらに，スライドには一目見て発表者のイイタイコトがわかるようなタイトルを付けましょう（**Q17**）。

　特に第2のポイント，イイタイコトにつながるデータのみを示し，そうではない余計な情報を示さないことは重要です。データの解釈，表現方法によって与える印象が大きく変わります。
　以下に示すのは，「歯止めがかからない○○市の少子高齢化」というタイトルのスライド例です。すでにこのスライドでのイイタイコトははっきりしており，1秒でわかるタイトルも付いています。問題は，スライドの中身（データ）の表し方が不十分な（料理に火が通っていない）ために，パッと見でイイタイコトに合致したデータと思えない点です。たしかに65歳以上の高齢者人口は増えていますが，18歳未満の人口も2005年に比べて2015年は若干回復しており，これだけ見ると必ずしも少子高齢化が進んでいるとは言えないのでは？　という印象もあります。この疑問はデータの解釈の問題です。真偽のほどはともかく，そうした疑問を聴衆に抱かせること自体がプレゼンとしては失敗だということです。

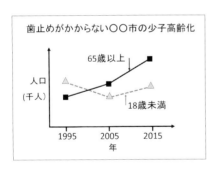

65歳以上と18歳未満の人口の比で表せば，もう少し「少子高齢化が進んでいる」というメッセージははっきりしそうです。しかし，以下の次のスライドで気になるのは，男性と女性の棒グラフがそれぞれ示されている点です。研究者（発表者）側は，男性と女性のデータがあったほうがより詳しい情報を聴衆に提供できる，などと考えがちです。しかし，ここが間違いの元です。もしこのプレゼンで，男女別の少子高齢化が話題になっているならそれでもいいですが，そうでなければ男女別の情報は北極星とは異なるベクトルに向かっていく話ということになり，必要がないどころか，むしろカットすべき情報と言えます。

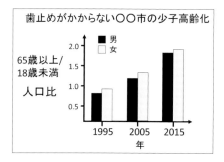

イイタイコトに向かって十分解釈を加えたうえで，イイタイコトにフォーカスし，無駄な情報を削ったのが以下のスライドです。

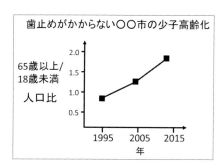

元のデータをより忠実に反映しているとも言える最初のスライドと比べて，若年者の人口が下げ止まっていることを反映していないではないか，と批判的に思われるでしょう。しかし，繰り返しになりますが，それは発表者側が発表準備の段階で行うデータ分析，解釈のレベルの話であって，そのような解釈を聴衆に丸投げするやり方が良くないのです。解釈，つまりイイタイコトが「歯止めがかからない○○市の少子高齢化」から変わるのであれば，それに応じてスライドの内容も変わるという話です。

もちろん，発表や論文の結論に矛盾するような結果をあえて隠して都合の良いデータだけを示すやり方は，研究者としての正義に反することは言うまでもありません。

MESSAGE

**データは生のままではなく，
きっちり料理してから提供しよう。
イイタイコトを明確にし，
それにつながる情報だけを厳選し，
イイタイコトが1秒で伝わるタイトルを付けよう。**

Q26

明日に向かって発表しているか？

プレゼンの準備に一生懸命になるあまり忘れてしまいがちなのが，**解釈を越えた解釈**とも言うべき全体の未来像，ビジョンです。この中には，発表している研究の限界，**Limitation** も含まれます。さらにここは発表終盤，聴衆の集中力が再上昇してくるので（**Q22** のグラフ参照），再び「狙い撃ち」にしなければならないポイントです。

お決まりのスライドとして **Limitation** をプレゼンの最後のほうで示すべきだという話があります。論文の **Discussion** についても同じような話がありますが，**重要なのは Limitation そのものではありません。**

あらゆる研究には限界があり，結果の解釈は，その限界も加味して慎重に行うことが必要だ，というのはごもっともで否定しません。論文発表ではたしかにここは重要なポイントです。しかし本書の前半，特に **Q1** での発表のライブとしての威力の話を思い出してください。発表の役割はライブ感，アピール，熱意を伝えることで，研究の詳細を吟味してもらう論文とは異なります。そして研究結果の解釈を聴衆に委ねてはいけない（**Q25**）のと同じく，**Limitation** の解釈も聴衆任せにしてはいけません。むしろ，解釈しきった **Limitation** を提示しつつ，**「だからこの研究は次にこう展開する」というポジティブなメッセージをかぶせていくこと**が重要だと思います。

具体的には，**Limitation** のスライドの次に，**Future direction**（将来展望）のスライドを付ける方法もあります。また **Limitation** の各項目に「→」などを付けて，それを克服する方法などを続ける方法もあります。

あるいは大規模な研究の途中経過であれば，全体のマイルストーンを図示するようなやり方も有効でしょう（研究計画書でよくやる方法）。とにかくネガティブに収束しないこと，これを肝に銘じて，攻めの姿勢を貫いていただきたいのです。

Limitation	Limitation
・本研究は一施設の後方視的な研究だった	・本研究は一施設の後方視的な研究だった
・サンプルサイズが少なかった	・サンプルサイズが少なかった
	→ 前向き多施設でnを増やした共同研究を計画中
・手術時に得られていた病理組織を使ったため，観察部位にバイアスがある可能性がある．	・手術時に得られていた病理組織を使ったため，観察部位にバイアスがある可能性がある
	→ 観察部位も事前に規定して前向きに観察を行う

よくある Limitation スライド例（左）とそれぞれの項目に将来展望を加えた例（右）。このような場合，アニメーション機能を活用して示すとより有効（**Q16**）。

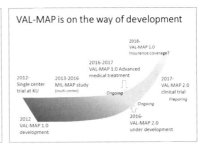

Limitations in the current VAL-MAP (=VAL-MAP 1.0)
・ Secure deep resection margins
・ Invisible markings due to severe anthracosis (black lungs)
・ Imprecise bronchoscopic navigation necessitating post-mapping CT

Limitation（左）に対して研究全体のマイルストーンを図示した例（右）。

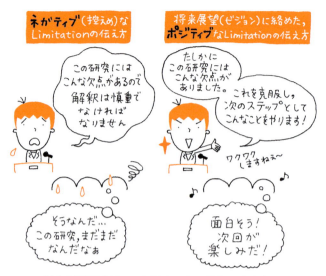

将来の研究ビジョンを示すことで印象は随分変わる。

MESSAGE

**研究のLimitationでネガティブに
収束するのではなく, Limitationを越えて
どうするかの将来像を示そう。
未来に向かってポジティブに,
発表終盤を攻めぬこう。**

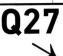

結語(take home message)を意識しているか?

Q26で述べた「将来展望」が発表した研究内容を一歩抜け出して俯瞰したものだとすれば,その印象を残しつつ,発表の最後は再び現実に戻って結局のイイタイコトを示す必要があります。いわゆる take home message(おみやげメッセージ)です。

Conclusionとして2文くらい,話すと20秒以内にまとまる内容が適当でしょう。本書や姉妹書の各 Question の「MESSAGE」も,大体それくらいの長さになっていると思います。これ以上長くなると take home message としては長すぎて,頭に残りにくくなるからです。また日本語でも英語でも,**ダラッとした1文よりは,短めの引き締まった2文のほうが印象に残ります**。

結語	結語
現行のVAL-MAPでは,マッピングのずれを補正するため,マッピング後CTは不可欠である.	マッピング後CTはマッピングのずれを補正する. 現行のVAL-MAPにおいて,マッピング後CTは不可欠である.

結語スライドの例。長めの1文(左)より短めの2文(右)のほうが力強い印象を与える。

スライドのタイトルに明確な定義はありませんが,英語なら「Conclusion」,日本語なら「結語」とするのが無難かもしれません。ここは比較

的短いメッセージがスライドの本文なので,Q17 で述べたようにスライドタイトルにさらにメッセージを仕込む必要はないでしょう。また講演であれば,take home message であることを明確にするためにあえて「Take home message」をスライドタイトルに付けることもあります。

残念な「結語」の示し方

ところで,残念な発表の終わり方としてよくあるのが,「結語は以上です」といって,一瞬だけ結語のスライドを出して終わってしまうプレゼンです。せっかくの take home message が聴衆の頭に残らずに消えてしまいます。発表時間がギリギリなために最後で少し時間を節約しようとしているのかもしれませんが,それは本末転倒です。この take home message の意義がそもそも理解されておらず,「結語」は最後にちょっと示して終わるものだと教わった(または習慣的にそうしている)ので

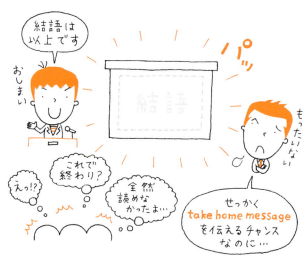

最後の「結語」こそしっかり見せて終わりたい。

結語(take home message)を意識しているか?

しょう。もしあなたがこれまでそうした発表をしてきたとしたら,これを機に見直しましょう。**「結語」は take home message だという意識を持って,他の部分以上に時間をかけるつもりで示すべきです。**

必要に応じて結語の前にまとめのスライドを入れる

この結語(Conclusion)の前に「まとめ(Summary)」のスライドを入れることもあります。発表内容が複雑だった場合や情報量が多かった場合,結語に飛ぶ前に少し話を整理したほうがわかりやすいでしょう。

この部分を「概念図」にまとめることができれば,発表内容はさらによく整理されます(Q13)。またこの Summary,まとめは,Limitation や将来展望(Q26)の前に置いたほうが収まりが良い場合もあります。なお,この数行のまとめを「結論」と呼んだり,結語を結論としていることもあります。定義もはっきりせず,個人的にはどちらでもよいと思います。とにかく大切なのは,take home message をしっかり示すこと。必要に応じて,そこにつながる情報を整理したまとめを入れることです。

MESSAGE

**最後の「結語(Conclusion)」は2文,
20秒程度で言い切れる内容で。
Take home message として
少し長めに示す意識を持つ。**

「Acknowledgements」や「謝辞」を入れるべきか？

　特に講演では，その研究に貢献してくれた人たちを謝辞として紹介することがよくあります。Funding source に謝辞を述べる場合もあります。私も形式に倣ってそうしていたこともありますが，最近はやらないことが多いです。というのも，やはり発表の最後は聴衆の集中力が再度上がっている部分であり，ここは take home message で終わるのが理にかなっていると思うからです。あえて別のスライドで―しかも，聴衆にとっては何の関係もない知らない人たちを―紹介されて終わるというのは，発表の意義を考えると「攻めの姿勢」に欠けた幕切れという気がします。むしろ発表の要所要所で，その部分に貢献した人たちをチラっと紹介するほうがよいのではないでしょうか。私自身も，研究を共に進める仲間の存在はきわめて重要であると感じていますし，機会があれば彼ら彼女らをぜひ前面に出したいと思っています。そうすることで研究チーム（多くの場合聴衆でもある）に感謝を述べることができますし，同時に研究チームの各々が自分の貢献の重要性を認識し，意欲と士気を高めることもできると思います。

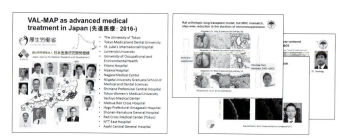

プレゼンの最後に謝辞のスライドを出す代わりに，プレゼンの要所で貢献者を紹介している例。

第四章

なぜあなたの発表は伝わらないのか

CHAPTER 4

プレゼンテーションを洗練する

それで本当に
イイタイコトが
伝わるのか？

CHAPTER 4　プレゼンテーションを洗練する
それで本当にイイタイコトが伝わるのか？

Q28 すべてのスライドのベクトルが北極星に向かっているか？

　その発表で本当にイイタイコトは，発表をすると決まった時点では意外に曖昧で，スライド作りの作業を通じてはっきりしてくることが多いと説明しました（**Q12**）。一通りのスライドを作り終わったら，まず確認すべきは「イイタイコトを 20 秒で述べられるか？」です。このイイタイコトは，プレゼン全体が目指していくべき北極星で，**すべてのスライドが一直線にその北極星に向かっていることが大切**です。**それぞれのスライドの持つベクトルが，すべて同じ方向に向くことで，統一感のあるプレゼンが可能になります**。聴衆は，迷うことなく，北極星を目指して発表者について行けばいいのです。

　そうした統一感のあるプレゼンを実現するためには，発表準備の過程で，ベクトルがずれていて北極星に向かわないスライドを修正するか削るかする必要があります。しかし実際は，イイタイコト，真の北極星を見つけるのが結構大変です。このため，スライド作り，そしてそれに引き続く洗練作業を通じて「そうか！　自分はこれが言いたかったんだ！」という新たな発見，あるいは「そうか！　これをイイタイコトに据えれば全体が上手くまとまって着地できるんだ！」という感覚を得ていくことが大切です。この感覚なしで発表に突入してしまうと，聴いているほうも大抵「何が言いたいの？？」というプレゼンになってしまうでしょう。

　この，**北極星を見出す作業とスライドを修正する作業は，行ったり来たり**の作業になることが多いです。北極星が見えたと思って，スライドを修正しても，やっぱりちょっと違うな……と感じて全体の方向性を修正したり。後戻りしているように感じるかもしれませんが，それは間違

いなく**必要なプロセス**です。その過程で**納得のいく落としどころ**を見出していけばよいのだと思います。

イイタイコトがこれだといったん定まったときの戦略は，いわゆる断捨離です。ベクトルが北極星からずれているスライドは，もったいないと感じても削らなければなりません。もったいないと感じるのは，まだ北極星がぼやけているせいかもしれません。本当に必要なスライドなのか，自分が苦労した研究結果やスライドだから温情をかけているだけなのかを見極める必要があり，情けは無用です。スライドを削るのは本当に辛く難しい作業です。

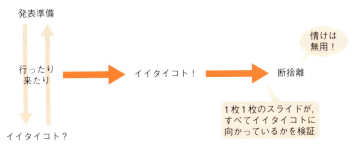

スライドを作っても
イイタイコトがしっくりこなければ，
納得いくまで探し求めて四苦八苦しよう。
イイタイコト（＝北極星）が見つかったら，
そこに向かわないスライドは
容赦なく切り捨てよう。

CHAPTER 4 プレゼンテーションを洗練する
それで本当にイイタイコトが伝わるのか？

Q29

時間制限を早口で
カバーしようとしていないか？

　一度スライドができあがったら，これにセリフを付けて練習してみることです。ここからさらなる洗練作業が始まります。作業の目標の1つは，**Q6**で述べた制限時間です。すべてのスライドが北極星に向かっていたとしても，制限時間内に終われない，take home message（Q27）をしっかりと伝えられなければ元も子もありません。重要度の低い情報から，さらに情け容赦なく削っていきますが，ここで大事なのは，**制限時間内で終えるために早口にしようとしない**ことです。これはつい陥りがちなミスですが，やはり「聴衆は，少なくともあなた自身ほどにはあなたの発表に興味がない」ので，聴衆の立場からすれば，（どうでもいい）スライドを1，2枚削ってでも，しっかりと最低限のメッセージ（＝take home message）をわかりやすく伝えてほしいと思うはずです。早口になることで，あなたの発表は確実に伝わりにくくなります。そして**多くのスライドはあなたが思うほど重要ではなく，イイタイコトはあなたが思うほど伝わりやすいものでもない**のです。このことを自覚して，イイタイコトを伝えるためにあえてスライドを削れるかどうかは純粋に**勇気の問題**だと思います。

　具体的な例を挙げましょう。私はよく「英語のプレゼンテーションの仕方」のような講演を頼まれます。質疑応答が特に難しいので力を入れたいのですが，与えられる時間はさまざまです。質疑応答には**Rephrasing, Interrupting, Crying**という3つのテクニックがありますが（拙書『国際学会発表　世界に伝わる情報発信術指南　流れがわかる英語プレ

ゼンテーション How To』に詳しく解説，本書 Q35〜37 でも触れています），どうしてもこの 3 つを説明する時間がないことがあります。その場合，スピードを上げて無理にすべてを説明して中途半端な形にしてしまうのではなく，思い切って 1 つのテクニックに絞って説明するようにしています。「このように 3 つのテクニックがありますが，今日は時間の関係で，特に重要な Interrupting technique のお話をします」といった感じです。聴衆も多くのことを一度に吸収しきれるわけではないので，時間の許す範囲で，吸収できるだけの量の情報を聴きたいはずです。「3 つあるけれど，今は 1 つに絞って説明する」と言われたほうが，「その 1 つを今は理解すればいいのだな」と，かえってホッとする心理，その 1 つをきちんと理解しようと注意力を高める心理が働くと思います。

　限られた時間で伝達可能な 1 つの情報を伝えるほうが，無理に全部を話して 1 つも伝わらないよりも相手に伝わる，より良いプレゼンになります。ここでも相手本位のプレゼンテーションの視点に立つことで，何をどこまで発表すべきかを冷静に見極めることができるはずです。

MESSAGE

**発表を時間内に収めようと
早口になれば，イイタイコトは伝わらない。
1 枚のスライドは，あなたが思うほど
重要ではない。
勇気を持って断捨離しよう。**

CHAPTER 4 プレゼンテーションを洗練する
それで本当にイイタイコトが伝わるのか？

Q30 「話してみた感じ」でセリフとスライドを調整できているか？

　特にプレゼンに不慣れな場合や，制限時間が厳しいときは，準備段階でセリフを原稿に書き出しておくことをお勧めします。たくさん練習して最終的に原稿なしで話せるようになるのはよいのですが（このときの注意点は Q32），**アドリブで話そうとすれば，思いつきで余計なことを付け加えてしまい，制限時間内に収まらなくなる**のです。

　重要なのは，いったんセリフを原稿に書き出して終わりではなく，ここから**実際に声を出して話してみて，セリフとスライドの双方を修正していく**ことです。「話した感じ」を確かめるとは，自ら声を出して，セリフを自分自身でも聴くということです。それによって，スムーズに聴こえる表現や話の展開になるよう，プレゼンを洗練していくことができます。

　プレゼンのセリフを原稿に書き出すと（大抵は Word や，PowerPoint の「ノート」の機能を使うでしょう），日本語でも英語でも，普通は書き言葉になっているはずです。しかし実際の口頭発表は話し言葉で行います。たとえば，書き言葉では「受動態」のほうが自然な表現も，話してみると「能動態」のほうが自然で，また活き活きと感じられることがよくあります。

例：薬剤 X 投与後に血圧が下がることが示されました。
　↓
　薬剤 X 投与によって，血圧が下がることがわかりました。

「話してみた感じ」でセリフとスライドを調整できているか？

　書き言葉ではそれほど長いとは思えない 1 文が，話してみるとまどろっこしく聴こえることもよくあります。

例：この実験の前提に，薬剤 X 投与によって β 受容体が遮断され血圧が下がることが想定されていましたが，実際の実験ではそのことが実証されました。
　↓
　この実験では薬剤 X 投与によって β 受容体が遮断され，血圧が下がることを想定していました。実際の実験でそのことを実証することができました。

　また，書き出した原稿の中には，話しにくい言い回しや，英語の場合であれば発音しにくい単語，表現が含まれていることもあるでしょう。書き出した表現が話し言葉としてしっくりくるかどうかは，実際に**声を出して「話した感じ」を確かめないとわからない**ものです。もししっくりこない表現が出てきたら，セリフのほうを**あなたが話しやすい形**にどんどん修正していきましょう。声に出してみると，文法的には正しくても自分の中で自然な言い方に感じられないことが結構多く，特に母国語ではない英語では顕著です。逆に言うと，私たちが日常的に話す言い回しのバリエーションは，思いのほか限られているものです。

　このような修正作業をする中で，スライドを修正したほうがよい場合も出てきます。声に出して人に説明する感じで話したときに，説明の順序を変えたほうがいいな，とか，これは話がくどくなるので，かえって言わないほうがいいな，とか。そんなときは，自然になるようにスライドも積極的に修正しましょう。セリフの修正と同じで，スライドにあなたを合わせるのではなく，**あなたの自然な話し方にスライドを合わせる**のです。そのほうが絶対にスムーズなプレゼンになります。

CHAPTER 4	プレゼンテーションを洗練する
	それで本当にイイタイコトが伝わるのか？

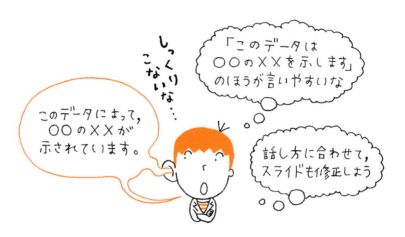

自分が話しやすい形にセリフとスライドを修正しよう。

MESSAGE →

あなたの自然な話し方が
スムーズなプレゼンには必要。
声に出して「話した感じ」に,
原稿とスライドを合わせよう。

人の言うことに耳を傾けているか？

イイタイコトを見つけ，最後はそれに向かって情け容赦なく無駄を切り捨てる。これが本当にわかりやすいプレゼンを行うための唯一にして最大のコツだと思います。このために大いに役立つのが「他人の意見」です。特に，イイタイコトを見つけられないときに「要するに，○○ってことだよね」と言ってもらえたとき，あるいはイイタイコトを見つけたつもりでいても「それは違うんじゃないの？」と言ってもらえたとき――この客観的な視点からの意見は本当にありがたいものです。準備をしている自分は「イイタイコトが見えた！」と思っていても，外から見ると「？？？」というのはよくあることです。そして他人の意見は実際の発表の場での聴衆の視点，「？？？」の視点に近いのです。実際，「よくまとまったわかりやすい発表」はそんなに多くはないし，そこに自力

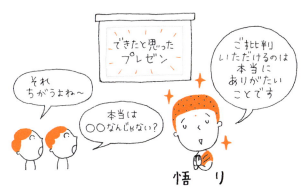

感謝の気持ちで客観的な意見・批判に耳を傾けることで，さらに高いレベルに到達できる。

で辿り着くのはそれほど容易なことではありません。イイタイコトを見出すために，あるいは発表を洗練するために，人の意見を大いに活用しましょう。

　一番よく使われるのは予演会です。学会の前などに仲間内で発表をして批判的に見てもらいます。またそのような大がかりなものでなくても，大学院生などの指導を受けている立場であればその指導者に，あるいはそれ以外の場合も誰か近くで発表内容を見てくれる人の批評を仰ぐようにしましょう。これでプレゼンテーションのクオリティが全く変わってくるはずです。

　誰でも批判されるのは嫌なものですが，自分で自分の発表を批判的に，客観的に見るのは実に難しいことです。私自身も，他の人の意見に助けられることが多々あります。特に若い方は，批判を恐れず，批判をありがたいものだと思って，どんどん人の意見に耳を傾けましょう。時間をとって発表を聴いてもらうのですから，それは実際にありがたいことなのです。自分の発表を批判されて「こいつ，わかっていないな（怒）」と思ったなら，それはあなたが発表をわかっていないのです。**相手に伝わっていない発表は発表していないのと同じ**です。相手本位のプレゼンテーションで相手にわかる発表をする，それが発表のすべてです。

MESSAGE

他人の批判的な意見に感謝しよう。
もし相手を理解させることができていないなら，
まだ何か足りないところがあるのだ。

自分の話し方の癖を見抜いているか？

　声を出してセリフを読むと，自分の発表を自分の耳で聴くことができます（**Q30**）。そこでもう1つ大切なのが，自分の話し方の癖を見抜くことです。よくある癖は，以下のような**不要な音や言葉を言葉の合間に頻繁に入れてしまう**パターンです。

- やたらと言葉の間に「え〜」「あ〜」を入れる
- やたらと言葉の間に「まぁ」「やっぱり」を入れる
- やたらと文頭に「要は」「結局」を入れる
- （英語の場合）やたらと言葉の間に"well…"や"you know"を入れる
- 文尾の母音をやたらと伸ばす

　こうした音や言葉は聴いているほうにはとても耳障りで，話の内容よりもそちらに気を取られてしまいます。こうした不要な音を入れてしまうのは**「癖」**とも言えますが，自分が音を発していない**沈黙に対する不安を打ち消す**，次に話すことを考える**「間」を取る**，といった，心理的な理由があるように思います。さらに「まぁ」「やっぱり」は，単に間を取るだけでなく，自分の話している内容を少し曖昧にする（例：まぁそういうことだな），肯定あるいは相手の同意を求める（例：やっぱりそういうことですよね），といった心理もありそうです。「要は」「結局」は，とにかく早く話を収束させたい，まとめて終わりたいという心理の現れ，不安の裏返しかもしれません。

　これらは半ば無意識に出てくるので，ある程度自分の話し方を客観視

CHAPTER 4	プレゼンテーションを洗練する
	それで本当にイイタイコトが伝わるのか？

しないと気が付かないでしょう。声に出してプレゼンしてみるのはもちろん，**自分のプレゼンを録音したりビデオで撮影したりするのは，客観的に自分の話し方を見るうえで有効な方法**です。

しかし人前で話す**緊張状態や不安感**が，こうした不要な音や言葉を発せさせる部分もあるでしょう。また，そもそも沈黙を不安に感じたり，間を取りたいと思ってしまうのは，話す内容がきっちり決まっていない場合に多いように思います。アドリブではなく**セリフをきちんと決めておけば，不要な言葉が入る余地は少なくなります**。

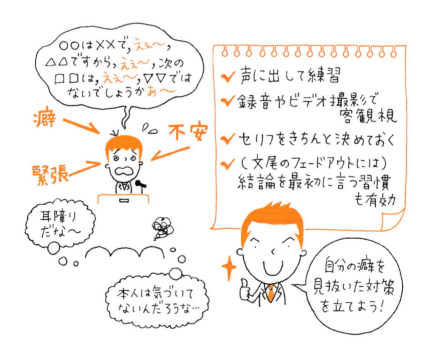

プレゼンを聴きにくくする癖でもう1つよくあるのが，**語尾や文尾がフェードアウトしてしまうパターン**です。これも，最後まではっきりと言い切らない「癖」というだけでなく，自分の発言に自信が持てない場合の無意識的なごまかしの要素があるように思います。これは，Q11で述べた「結論を最初に言う習慣」とは対極にあるものです。最後に結論を言えば，フェードアウトする余地が生まれます。逆に結論を最初に言えば，そこはフェードアウトしようがないので，言いたいことは伝わりやすくなります。

MESSAGE

**自分の話し方の癖を見抜くには，
客観視できる方法での練習が有効。
セリフを決める，結論を最初に述べることで，
無意識の緊張，不安も克服できる。**

CHAPTER 4 | プレゼンテーションを洗練する
それで本当にイイタイコトが伝わるのか？

Q33

音程を下げて，腹には力を入れているか？

人前で話すのは誰でも，私でも，不安になり緊張するものです。この緊張感を良い方向に持って行けるかどうかがカギになります。

ここでの提案は「1オクターブ下げてみよう」，「お腹に力を入れて話してみよう」です。低い音で話そうとすればお腹に力を入れなければならないので，これらは同じことです。もともと，英語のプレゼンテーションで，英語らしく聴こえるための方法としてこの方法を提案してきました（拙著『国際学会発表　世界に伝わる情報発信術指南　流れがわかる英語プレゼンテーション How To』参照）。海外での経験から，英語を母国語とする人は男女を問わず結構低い声で話すな，そしてそのために腹から声を出しているなと思っていました。腹筋に力を入れて，ワンフレーズを一気に吐き出す感じです。早く話すという意味ではなく，ゆっくりであっても力強く声を出す話し方です。

英語らしく聞こえるために勧めていたこの発声方法は，日本語のプレゼンにも有用です。低い声は落ち着いて聴こえ，腹から出された力強い声は自信にあふれて説得力があるように聴こえます。逆に，緊張すれば喉に力が入るので，声は上ずり，自信なさげに聴こえます。

Q32で述べた，言葉の合間の「癖」も，声を低くすると出にくくなるように思います。自信に満ちた低い音程での話し方は自分の耳にも届くので，沈黙の間に生じる不安を拭うための「え〜」「あ〜」や，曖昧さを残す「まぁ」といった言葉が入る余地が減るのでしょう。

そしてこの話し方をすると，沈黙が怖くなくなります。そもそもお腹

音程を下げて，腹には力を入れているか？

から声を出して低い声でしっかり話そうと思うと，深く息を吸う必要があるので，「間」「溜め」が生じます。この沈黙は，聴衆にとっても情報を適度に消化するために必要であり，適切な間を取ることで，話のペースをコントロールできるようになります。これは**力強い沈黙**とでも呼ぶべきものです（**Q34**）。

最初のうちは，話し方を変えることに抵抗や気恥ずかしさがあるかもしれません。これはある程度，意識的にやっていく必要があります。しかし聴いているほうは，あなたが感じるほどの違和感や不自然さはなく，むしろ聴きやすく，心地良く感じるはずです。

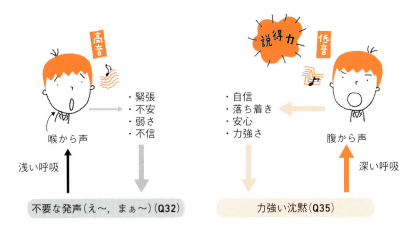

MESSAGE

**説得力のある声で話すコツ：
1オクターブ下げるつもりで腹から声を出そう。
自信に満ちた話し方が，
落ち着き，安心，力強さをもたらす。**

CHAPTER 4　プレゼンテーションを洗練する
それで本当にイイタイコトが伝わるのか？

Q34

「立て板に水」に なっていないか？

　セリフを考え，最終的には原稿を読まなくても話せるくらいまで練習しておくのは大切です。ただ，ここで気を付けたいのは，話し方がスムーズになりすぎていないか？　という点です。プレゼンが，いわゆる「立て板に水」になっていないでしょうか？

　「立て板に水」は良い意味で使われることが多く，よどみなく，滑舌良くスラスラと話す様を表しています。しかし，あまりにスラスラとした話し方は，逆に人の注意を惹きつけず，むしろ心地良い **BGM** のように眠りに誘うことすらあります。逆に，準備が不十分で，ぎこちない，つかえながらの発表のほうがよく聴いてもらえたりします。ハラハラして目（耳）が離せないといったところでしょう。**立て板に水のようなプレゼンでは，発表者の熱意やイイタイコトが意外にも伝わりにくい**のです。

　十分に練習をした人に，さらに上を目指すために習得してもらいたいのが，適切な間をとった，**緩急をつけたプレゼン**です。適切な間というのは発表者が声を出していない時間帯，つまり**沈黙**の時間帯です。この沈黙を上手く使えるのが上級者です。

　よく，話し上手は聴き上手，などと言います。私は医者ですが，診察で患者さんの満足度が高いのは，話をよく聴いてもらえる医者だそうです。医者が一方的に話すと，患者さんは口を開いてくれません。完全に受け身になってしまうからです。しかも，だからといってこちらの言っていることがすべて耳に入っているかというと，そうでもありません。逆にこちらが沈黙することではじめて口を開いてくれるし，こちらの話

「立て板に水」になっていないか？

もよく聴いてくれるようになります。なぜなら，**沈黙は不安と表裏一体**だからです。そして話すためには脳が働かなければなりません。

　プレゼンでも同じことが言えると思います。発表者があえて沈黙することで，聴衆は一瞬「あれっ？」と思います。そのとき眠りかけていた脳が動き出し，「今こういう話だったよな……」とプレゼンの内容を反芻します。ここがポイントで，「立て板に水」のような話，右耳から左耳に抜けていきそうな発表にあえて一瞬ブレーキをかけることで，聴衆の脳を活性化し，話の内容を消化する時間を与えるのです。

　よく話の途中で水を飲む講演者がいます。私も長めの講演ではときどきそうします。もちろん喉が渇くからという理由もありますが，適切な間を取ることで聴衆の集中力をもう一度高めるという効果も狙っているのです。しかし自ら沈黙を作り出すというのは勇気が必要で，かなり積極的な，心に余裕がないとできない行為です。やはり，沈黙は不安と表裏一体だからです。スラスラ話し続けるほうが，発表者としては心理的に楽なのです。しかしあえて沈黙する──この「攻め」の沈黙，積極的な沈黙は，**力強い沈黙**とも呼ぶべきものでしょう。

　この力強い沈黙は，発表者自身にも効果をもたらします。立て板に水のような話し方をしていると，どうしても息が切れ，心の余裕もなくなり，自分で自分と競争しているような感じになってきます。そこで不安感を押し殺し，話すのをいったん止めて深い呼吸をして，聴衆を見渡し，ときには聴衆の何人かと目を合わせてみる。そうすると，聴衆の反応がよくわかります。本書の最初に述べましたが，プレゼンテーションは双方向コミュニケーションです。発表者は，聴衆へ一方的に働きかけるだけでなく，聴衆からのシグナルを受け取らなければなりません。「間」を使って**聴衆と目を合わせる**のは，とても有効なコミュニケーション方法であり，それによって**「場」の一体感**を生み出すことができます。発表者である「私」は，聴衆である「あなた」と共にいますよ，一緒に北極星を目指して歩んでいますよ，という気持ちを伝えることがで

CHAPTER 4	プレゼンテーションを洗練する
	それで本当にイイタイコトが伝わるのか？

きるのです。みなさんも，ワンランク上のプレゼンテーションを目指して，ぜひ「力強い沈黙」を試してみてください。

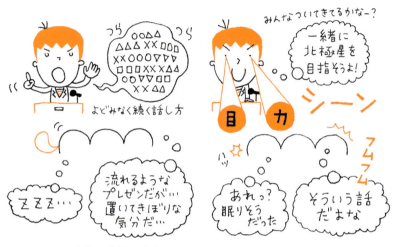

力強い沈黙で聴衆とのコミュニケーションを図る。

MESSAGE

**スムーズすぎる発表は，かえって頭に残らない。
不安に打ち勝つ「力強い沈黙」が
聴衆の脳を活性化し，
双方向コミュニケーションを成立させる。**

てるくんの プレゼンテーション 3

―プレゼンのあり方を見つめ直してみよう―

M：前回はいろいろ辛口なことも言ったけど，くじけないのがてるくんの良いところです。どんな風に改善されたか楽しみにしていたよ。

てる：ご指導ありがとうございます。自分なりに「相手本位のスライド」になるように考えてみました。

> 肺移植待機患者の栄養状態とリハビリテーションに関する検討
>
> T大学医学部附属病院
> てるくん、M先生、○○、△△、□□、××、◎◎

（スライド①）
　ではよろしくお願いします。肺移植待機患者の栄養状態とリハビリテーションについて検討しました。

> 肺移植候補患者の管理で重要な栄養、リハビリについて
> ・体重だけでなく、体成分の構成を考慮した栄養評価が重要かもしれない。
> ・一般に、患者の筋肉量減少（サルコペニア）が、身体機能低下、QOLの低下、死亡リスクの上昇と関連するといわれ、注目を集めている。
> 　　　↓
> 肺移植患者でも、サルコペニアの評価が重要？

（スライド②）
　肺移植候補患者の管理では，栄養やリハビリが重要だと言われています。

　栄養に関しては，体重だけでなく，体成分の構成を考慮した栄養評価が重要かもしれません。

　また一般に，患者の筋肉量減少，サルコペニアが，身体機能低下，QOL低下，死亡リスクの上昇と関連すると言われ注目を集めています。そこで，肺移植患者でもサルコペニアの評価が重要である可能性があります。

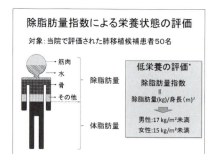

(スライド③)

　今回の研究対象は，当院で評価された肺移植候補患者50人です。

　栄養状態に関して私たちは，除脂肪量指数による評価を行いました。まず人の体重は脂肪が占める量，いわゆる体脂肪量と，それ以外の，たとえば筋肉や水，骨といった成分に分けることができ，脂肪以外の体重を除脂肪量と言います。これを身長の2乗で割ったものが除脂肪量指数となります。痩せ・肥満の指標としてよく知られているbody mass index, BMIのうち脂肪以外の部分にあたります。これが男性で17 kg/㎡未満，女性で15 kg/㎡未満の場合を文献に基づき低栄養と評価しました。

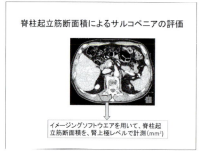

(スライド④)

　続いて筋肉量減少，サルコペニアの評価は，患者のCTをもとに，イメージングソフトウエアを用いて脊柱起立筋の断面積を右腎上極のレベルで測定することで評価しました。

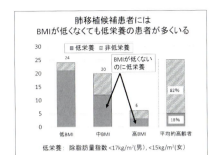

（スライド⑤）

　結果です。まず患者を従来の肥満・痩せの基準であるBMIに基づいて3群に分け，その中にどれくらい除脂肪量指数で計算した場合の低栄養の患者が含まれているのかを見てみました。

　予想通り，BMIが低い，いわゆる「痩せ」の患者には低栄養が9割以上含まれていました。驚いたことに，BMIが低くない患者にも，除脂肪量指数で見た場合には低栄養と言える患者が含まれていました。右側には，平均的な高齢者の栄養度の分布を示しています。肺移植候補患者に低栄養の患者が多いことがよくわかります。

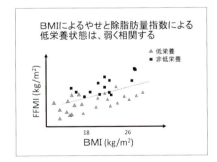

（スライド⑥）

　次に私たちは，BMIと除脂肪量指数の相関を見てみました。弱くはありますが，たしかに有意差をもってBMIによる痩せと除脂肪量指数で見た低栄養は相関関係にあります。

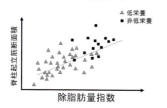

除脂肪量指数による低栄養状態とサルコペニアは相関する

▲ 低栄養
■ 非低栄養

縦軸:脊柱起立筋断面積 / 横軸:除脂肪量指数

(スライド⑦)

さらに除脂肪量指数と筋肉量減少,サルコペニアの関係を見てみたところ,非常に強い相関を認めました。

Summary

- 肺移植候補患者には,BMIが低くなくても除脂肪量指数から計算した低栄養状態の患者が多くいる。
- BMIと除脂肪量指数から計算した低栄養状態は弱く相関する。
- 除脂肪量指数から計算した低栄養状態と脊柱起立筋断面積を指標としたサルコペニアは強く相関する。

(スライド⑧)

この結果をまとめると,まず肺移植候補患者には,BMIが低くなくても,除脂肪量指数から計算した低栄養状態の患者が多くいることがわかりました。

次に,BMIと除脂肪量指数から計算した低栄養状態は弱く相関することがわかりました。

そして,除脂肪量指数から計算した低栄養状態と,脊柱起立筋断面積を指標とした筋肉量減少,サルコペニアは強く相関することがわかりました。

結語

肺移植候補患者の栄養状態、筋肉量の評価には、BMI以外に除脂肪量指数やサルコペニアの程度を加味した評価が重要である可能性がある。

(スライド⑨)

結語はこちらです。以上です。

M：お疲れ様。それぞれのスライドは見違えるほど見やすく，「相手本位」になったと思いますよ。大きな進歩です！
てる：ありがとうございます。
M：行数ルールは守られているし，フォントも大きくて見やすい。それぞれのスライドのタイトルがメッセージになっているし，図やアニメーションも上手く使えているので話にもついていきやすいです。

　良いなと思ったのは，スライド⑤の説明ですね。単にデータを出すだけじゃなくて，それがどういう意味なのかわかるように，標準的な高齢者と比べても BMI が低くないのに低栄養な人が多い，という解釈をしっかり述べてくれている（Q25）。これは聴いている人からすると，すごく話についていきやすいです。きれいに盛り付けされた料理，という感じですね。
てる：ありがとうございます。前回指摘いただいたところで，栄養士さんからも話を聞いて，わかりやすくできたんじゃないかと思います。
M：もう1つ感心したのは，「サルコペニア」という人によってはあまり聞き慣れないかもしれない用語について，何度も「筋肉量減少」という説明を付けながら話していたことです。こういう気遣いは良いですね。
てる：辛口の M 先生にしては褒めすぎでは……？
M：いえいえ，本当に良くなったと思いますよ〜。まぁこれで初級から中級になった感じですかね。
てる：おっと，やっぱりそうきましたか〜。やっぱり辛口。では上級になるにはどうしたらいいのでしょう？
M：そこが今回のテーマです。上級になるのはそう簡単じゃないですよ。それぞれのスライドは「相手本位」になったので，今度は全体としてのプレゼンが相手本位かどうか，本当に聴衆に伝わるものになったのかを考えていきましょう。

　まずプレゼンは「つかみ」が肝心，という話をしましょう（Q22）。イントロダクションのスライド②は決して悪くはないのだけれど，これで聴いている人がグッと来るかというと，そうでもないかなという印象で

す．これは正しい，間違っているではなく，どこまで相手に伝えられるプレゼンに高められるか，という話なので，研修医ならよくできましたと褒めているところかもしれませんが，てるくんにはさらに高いレベルを目指してほしい．

てる：何となく，表面的というか，優等生的な当たり障りのない始まりかな，という気はちょっとしていました．

M：その通りだね．聴いていて心地良いんだけど，イントロダクションはむしろそうやって流されないような，聴衆の心に引っ掛かるもののほうがいいんじゃないかと思います．話し方も，「立石に水」のようなよどみのない始まりだと，何となく流れていってしまう（Q34）．もっと心に響くように，語りかけるようにしたほうがいいね．

てる：話し方も気を付けます．スライドはどうしたらいいでしょうか？

M：ヒントはやっぱり，聴衆がどんな人たちか，です．聴衆がどんなことを自分の問題と思ってくれるのか．

てる：そうすると発表内容を決めるときの話に出ていた「移植を前提とした場合に，呼吸が苦しい患者さんに対して，栄養やリハビリをどこまでプッシュしていいものか」という問題でしょうか．

M：そうそう，それが内科の先生が肺移植候補の患者さんを前にしたときに持つ率直な疑問であり，「自分の問題」なのだと思います（Q23）．あくまで想像ですが．

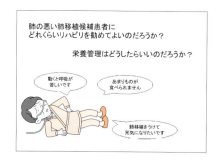

てる：実は，僕もそんなことを考えて，こんなつかみのスライドも作ってみたんです．どうでしょう．

M：おぉ〜っ，これは一本取られたね。このスライドからイントロダクションを始めるほうが圧倒的にいいですよ。このスライドを見て共感できた聴衆は，その後の話にも乗ってくるだろうね。「これ，オレがいつも悩んでる問題だ。どうしたらいいんだろう〜早く教えてくれ」ってね。人それぞれ，スタイルはいろいろでいいと思うけれど，要は相手，聴衆の立場に立ったときに，「そうそう，それそれ」と思えることだね。

てる：お褒めいただきありがとうございます。実は隠し玉でとっておいたわけではないんです。こちらをイントロダクションにしようかと思ったのですが，その後上手く話がつながらなくて，元に戻してしまったんです。

M：なるほどね。聴衆の疑問はわかったけれど，それをどう発表内容につなげていったらいいか，というところだね。そこはすごく重要で，結局この話がどこに収束していくか，つまりどこにこのプレゼンの北極星があるのか，という話になってきます。

てる：出ました，北極星ですね〜！　いやぁ，そこは自分でもいろいろ考えました。除脂肪量指数という視点で見た低栄養というのが，BMIだけでは見えてこない部分なので，肺移植候補の患者さんではそこが重要なんだろう，というのがスライド⑤以降，プレゼンの後半で強調しているところです。ただ，そこにさらにサルコペニアの話とかが入ってきて，「北極星」というほど，明確にキラキラ輝くメッセージなのかがよくわからなくなってしまいました……。

M：なるほど，これまた典型的だと思います。つまり，てるくんは一生懸命いろいろ調べたのだけれど，それがかえって災いしているようですね。情報量が多すぎて，自分でもそこに溺れかけているのだと思います。私から見ると話はシンプルで，今まではBMIを見て，つまり身長と体重を見て，太っている／痩せている＝栄養状態が良い／悪い，だと思っていたわけです。ところがてるくんは今回，それだけじゃなくて，体の成分を考慮に入れると，また違って見えますよ，しかもそれは肺移植の患者さんにとって重要なポイントになるかもしれませんよ，と言っているわけ。それだけで十分メッセージ性があると思います。

てる：先生にそう言われてみると，たしかにそうですね。肺移植候補の患者さんの評価に新たな視点を与えている——なんか良いですね。のめり込むと逆に自分の立ち位置がわからなくなります。

M：そんなものです。私も人の研究には客観的にこんなことを言っていますが，自分の研究では全く同じことがよく起こります。だからこそ，たとえある程度経験を積んだとしても，人の言うことに耳を傾けることが重要なのですよ（Q31）。むしろ経験を積んだからこそ，そういう謙虚さを失わないようにするのが難しいとも言えるね。

てる：なるほど〜。勉強になります。しかしまだわからないのは，ここでどうやって先ほどのイントロダクションのスライド，内科の先生が持っている，聴衆が持っている疑問のスライドとつなげていくかです。たしかに，体成分に着目した評価は，肺移植候補の患者さんの栄養評価に新たな視点を与えるかもしれませんが，肺の悪い患者さんにどれくらいリハビリをしていったらいいのか，どう栄養管理をしていったらいいのか，という聴衆の疑問に対する直接の答えにはなりませんよね？　僕が聴衆なら，「こういう風に栄養管理してください」，「ここまでこうやってリハビリをしてください」という具体的なアドバイスが欲しくなります。

M：すごく良い疑問ですね。まずはっきりさせておかなければならないのは，私たちが行う研究は，世の中の疑問すべてに答えることはできない，ということです。研究とはそもそもそういう限界を持ち合わせているものです。しかし，それでも一歩前に進もう，というのが研究です。肺移植候補の患者さんの栄養，リハビリというのはものすごく大きなテーマです。そこに一石を投じる，それだけでまずは十分なのです。だから，大きなテーマを掲げつつ，その中で今回は，特にこの部分に焦点を当てて考えていきましょう，というのがイントロダクションの重要な役割で，よく言われるのは「漏斗」のように広いところから狭いところへと話を上手に，ロジカルに絞っていくことです。これは論文を書くうえでも重要なポイントですね。

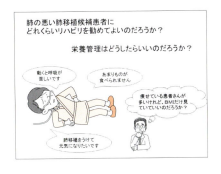

　時間もないので今回の発表に限って言えば，BMIが一般的には痩せ・肥満の指標になっているのだけれど，それだけじゃない，と言いたいわけだから，こんなスライドにしてみると聴衆は自然な流れで北極星に向かっていけるんじゃないかと思います。

てる：う〜ん，なるほど。「痩せている患者さんが多いけれど，BMIだけ見ていていいのだろうか？」ですか。この右下のイラストをアニメーションで出すわけですね。そうすると自然に，BMI以外に何があるのかな？　と思ってしまいそうですね。

M：そういう流れです。これも冷静に考えると，結構強引に話をもっていっているとも言えるけれど，大事なのは段階を踏んで話題をフォーカスしていっているところです。

てる：勉強になります。ではもう一度，イントロダクションのところにセリフを付けてみたいと思います。

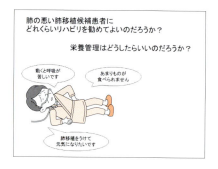

（スライド②）

　ここにおられるのは呼吸器内科の先生が多いかと思いますので，肺移植の候補になるような進行した呼吸不全の患者さんも診ておられるかと思います。そのような患者さんは往々にして，ここに示しているように，あまりものが食べられず，痩せていて，動くと呼吸が苦しいと言われます。こうした患者さんは，肺移植を受けることで元気になれる可能性があるので私たちも肺移植という選択肢を追求するわけですが，では肺移植を良い状態で受けていただくために，どれくらいリハビリを進めていいのか，栄養管理はどうしたらいいのか，というのは大きな問題です。

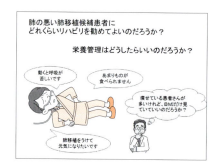

―アニメーションのクリック―
　そこで患者さんの栄養，リハビリについての評価を行っていくわけですが，私たちが一般に用いている痩せ・肥満の基準はBMIです。たしかに肺移植候補の患者さんにBMIが低い方が多いという印象があります。しかし本当にそれだけで十分なのか，というのが，今回検討したテーマです。

> **肺移植候補患者の管理で重要な栄養、リハビリについて**
> - 体重だけでなく、体成分の構成を考慮した栄養評価が重要かもしれない。
> - 一般に、患者の筋肉量減少（サルコペニア）が、身体機能低下、QOLの低下、死亡リスクの上昇と関連するといわれ、注目を集めている。
>
> → 肺移植患者でも、サルコペニアの評価が重要？

スライド③（元のスライド②）

肺移植候補患者の管理では，栄養やリハビリが重要だと言われています。

栄養に関しては，体重だけでなく，体成分の構成を考慮した栄養評価が重要かもしれません……。

てる：とりあえずそのまま元のスライドをつなげてみましたが，話の流れが今ひとつな気がします。

M：そうですね。スライドの切り替えで，急に話のトーンが変わった印象がありましたね。これは実際に話しているてるくんが一番実感したところだと思います。そういう違和感を自分で敏感に感じ取ることはすごく重要ですね。その違和感がなくなって，スムーズに話が流れるまで徹底的に練り上げることです。

てる：何が自分で不自然だったかというと，1つは前のスライドで，BMIだけでいいのか？　と言いつつ，次のスライドでは一言もBMIについて触れていないところかもしれません。

M：そうですね。これは後付けでスライドをはめ込んだために，話の流れにギャップが生じているわけです。ここを上手く埋めるにはどうしたらいいでしょう。

てる：後のスライドでもBMIについて触れるようにするのが自然な流れでしょうね。

M：そうすると，次のステップとしては，最初に出してもらった元のスライド②よりも，もう少し話がつながりそうなスライドを用意したくなりますよね？　BMIという従来の評価の軸と，これからプレゼンで提案することとの知識のギャップを示すことで，話がつながっていきそうです。

てる：なるほど，こんな感じでしょうか……。

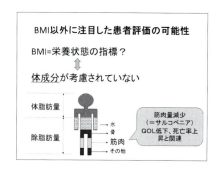

（スライド③-1）
　BMIだけで肺移植候補患者の評価が十分かどうかが問題です。BMIはご存知の通り，身長と体重をもとに計算されますが，そこには体成分が全く考慮されていません。

―アニメーションのクリック―
（スライド③-2）
　体成分とは，具体的に言うと，脂肪量とそれ以外の除脂肪量，さらに除脂肪量の中では，水，骨，筋肉，その他，などの成分に分けられます。

―アニメーションのクリック―
（スライド③-3）
　特に筋肉に関しては，筋肉量の減少，いわゆるサルコペニアが患者のQOL低下や死亡率上昇と関係しているとして注目を集めており，肺移植候補患者でも重要である可能性があります。

M：BMIから，除脂肪量，サルコペニアの話に上手くつなぎましたね。
てる：はい。考えたあげく，元は「方法」のところで使っていた体成分のイラストをこちらにもってきて説明することにしました。
M：とてもわかりやすいです。ここに，この人体の図をもってきたの

で，当然，その後の方法のスライドも変わっていくわけですね。こうやって，話の流れを重視していくと，芋づる式にどんどん内容が変わっていきます。一見大変なようですが，話の流れは良くなるので，プレゼン自体はむしろ自然に，説明しやすい形に変わっていくはずです。

　ここでもう1つ付け加えたいのは，研究の方法に向かう前の「目的」または「仮説」のスライドです。イントロダクションで上手く，「BMIではなく体の構成成分に着目した栄養評価が重要かもしれない」という話を展開しましたが，ここで改めてハッキリと「この研究では〇〇を行う」，あるいは「この研究の目的（または仮説）は〇〇である」といったことを述べるとよいでしょう。上手にイントロダクションを作ると，ここは同じことの繰り返しのように思うかもしれませんが，そうではありません。もう一度，北極星がどこにあるのかを見せてから，具体的な研究内容，つまり方法，結果へと進んでいくのです（目的と仮説の違いについては，姉妹書『なぜあなたは論文が書けないのか？』p.69 参照）。

てる：なるほど，たしかにそういう1枚のスライドはよく見かけますね。そうするとこの研究の目的は「体成分，特に除脂肪量と筋肉量に着目して肺移植候補患者の栄養状態を評価する方法を検討することである」といった感じですか？

M：そんな感じだと思います。この目的に対する答えが，最後の「結語」のスライドになってくればいいわけです。除脂肪量と筋肉量に着目して肺移植候補患者の栄養状態を評価する方法を検討したら，よかったとか悪かったとかね。

　では引き続く部分はまた後で直してもらうとして，他に気になったのは，元のスライド⑥，除脂肪量とBMIが弱い相関関係にあるというスライド。このスライドは何が言いたいのかな？

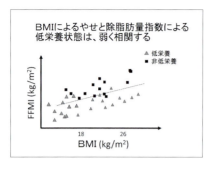

てる：えーっと，まぁ，ここに示している以上のことはなくて，相関を見てみたら，たしかに除脂肪量とBMIに有意な相関関係がありました，ということだけです。

M：それは見ればわかります。私がてるくんに聞きたいのは，このデータがどのように「北極星」に向かっていくのか，ということです。

てる：北極星にですか？　このプレゼンの北極星は，肺移植候補患者では，体成分を評価することで，BMIだけではわからない栄養状態の評価が可能になる，ということでした。そう考えると……除脂肪量がBMIと相関するというのは，あまり新しい情報ではないですね。

M：そう思います。もちろん，このデータをいろいろ掘り下げれば，また何か言えるかもしれませんが，少なくとも今目指している北極星には向かっていかない。であれば，容赦なくプレゼンから外す勇気も必要です。全体の流れはそのほうが絶対に良くなります。

てる：これが，すべてのスライドのベクトルが北極星に向かわなければならない（Q28）ということですね。

M：その通りです。これに伴って結果のまとめのスライドも変わってくるはずです。良い流れになってきました。

てる：しかし，このスライドを削ってしまうと，全体にデータというか，結果に相当する部分が少なくなってしまいますね。

M：そうだね。そのことはちょっと頭の片隅に置いておこう。

　流れは良くなったけど，私に言わせると，もう1つ物足りなさがあります。体成分を考慮することで，BMIだけではわからない栄養状態の評価が可能になる，というのはその通りなんだけど，臨床医の立場としては，それでどうなの？　っていうのはあるかもしれません。より細かく

見れるようになって，何か良いことがあるのか？　というあたりです。

てる：良いことですか？　BMI が低くなくても，除脂肪量指数や筋肉量が少なくて低栄養な人がいるわけですから，そういう人たちは食事内容に注意をしたり，筋力を強化するリハビリをしたり，という指導をすることで，より良いコンディションで移植手術を迎えられる可能性があると思います。これは大きなメリットではないでしょうか？

M：その通りだと思いますよ。で，てるくんはプレゼンの中で，そういうことを言いましたか？

てる：そういえば言っていないですね。何となく言うまでもないというか，そりゃそうだろうと思っていました。

M：はい，ここにまた知りすぎていることの落とし穴がありますね。てるくんにとって当たり前のことも，はじめてこの話を聴く人にとっては全然当たり前じゃないかもしれない。そこのところを丁寧に，相手の立場に立って橋渡ししてあげるというのも，相手本位のプレゼンではすごく大切な部分です。

てる：では，考察的なスライドを入れるようにしましょうか。

M：そうだね。手っ取り早いのは考察で橋渡しをする，というやり方です。それも一法です。BMI が低くなくても，除脂肪量指数や筋肉量が少なくて低栄養な人がいるので，その人たちを見出して介入することがメリットになる，というポイントを示すことにしましょう。

　今，すごく大事な問題が明確化されつつあるように思うのですが，ここでもう少し加えることはないですか？　データが少ないのが気になる，なんて言っていましたが。

てる：言われてみれば，「BMI が低くなくても，除脂肪量指数や筋肉量が少なくて低栄養な人」というのはどういう人なのだろう，というのは気になります。

M：ですよね。同感です。これを明らかにするのがどれくらい大変か，にもよりますが，このプレゼンのテーマを考えた場合，避けては通れない疑問のように思います。だって，こういう方法を使うと，今まで評価

できていなかった人たちにスポットライトを当てられますよ，と言っておいて，それがどういう人たちかを言わないのは，聴衆にとっては肩透かしをくらった気分です。
てる：わかりました。ちょっと調べてみます。少し時間をください。

――翌日
てる：M先生，わかりました。「BMIが低くなくても，除脂肪量指数や筋肉量が少なくて低栄養な」患者さんは大抵，ステロイドを使っている人たちです。ステロイドは脂肪分を増やしますが，逆に筋肉は減ってしまうことが知られています。
M：なるほど，すごく面白いじゃないですか。ステロイドの副作用の部分ですね。私たちの臨床での印象とも合致します。
てる：肺移植の候補になる疾患はさまざまですが，ステロイドをどうしても減らせないような，たとえば膠原病に関連する間質性肺炎や骨髄移植後の肺障害の患者さんはBMIは高めだけれど筋力がないことが多いかもしれません。データを一通り出してからプレゼンの準備をしていたはずなのに，逆にプレゼンの準備のおかげで研究の重要なポイントに気が付くことができました！
M：すばらしい！　よくやったね。でも実際，これはよくあることだよ。プレゼンの準備を通して自分がイイタイコトを明確にしていくプロセスが，逆に研究を深めてくれる。プレゼンテーションの醍醐味の1つだね。
てる：はい。患者さんのデータを見て，なるほど，そうなんだ！　と思いました。しかも，この除脂肪量や脊柱起立筋断面積の測定はすごく簡単ですよね。除脂肪量は体重から脂肪量を引いたものですが，脂肪量は家庭用の体重計でも測れるくらいです。肺移植候補の患者さんのCTは絶対に撮影していますから，脊柱起立筋の断面積はどこの施設でも簡単に測定できます。こんな簡単に測れるもので，患者さんの状態をより深く把握できて臨床に活かせるなんてすばらしいです。何だか自分の研究がすごく良い研究に思えてきました。

M：ハハハ！　そうだね。実際良い研究だと思います。でも，そのことに意外と気が付かないものなんだよ。プレゼンの準備の作業を通して北極星を明確にし，そこに照準を合わせて全体を変えていくことで，今まで気が付かなかったことに気が付いていく（Q12, Q28）。これは研究そのものの原動力としてすごく重要だと思います。ビジョンが明確になると言ってもいいね。そしてビジョンが見えると，今の研究とのギャップ，limitation が見えてきます。今回のてるくんのプレゼンで言えば，ステロイドを使っている BMI が低くない患者さんに，今後どのような栄養管理とリハビリをすればよいのか，という具体策は今後の課題です。そういった次の研究へのビジョンを述べるのも，明日に向かってプレゼンをする（Q26）大事なポイントですね。

　最後にもう一点，てるくんはプレゼンの最後で，「結語はこちらです」と言って終わっていたけれど，これはもったいないと思います。今いろいろ考えて，これだけ北極星が明確になってきたわけだから，それを take home message として，最後にもう一度聴衆にアピールするのを忘れないようにしよう（Q27）。

　さぁ，あと一息。新しいポイントも入れて，最後の追い込みといきましょうか！

CHAPTER 4→5

第五章

なぜあなたの発表は伝わらないのか

CHAPTER 5

いよいよ本番

相手本位の
プレゼンテーションへ

質疑応答1
質問を言い換える準備ができているか？

　質問に対してどのような答えをするかで，発表者の造詣の深さが伝わります。そこでいくつか，深みのある答えをするための技術を紹介しましょう。もともとは英語プレゼンの質疑応答の技術として勧めていたものですが，日本語プレゼンの質疑応答でもとても役に立ちます。1つめは **rephrasing technique**，言い換えです。

　Rephrasing technique は，相手の質問を「今のご質問は，こういうことですよね」と発表者自身の言葉で言い換えるテクニックです。そうすることで次の3つの効果が狙えます。

①質問内容を質問者に確認する
②質問を消化する時間を自分自身に与える
③他の聴衆にも，質問内容をしっかり理解してもらう機会を与える

　①は質問の真意を確認してから答えるということです。母国語ではない英語のプレゼンでは，噛み合わない議論を避けるために特に①が大切ですが，日本語であっても，質問者との議論が噛み合わないことはよくあります。日本人の質疑応答で非常によくある悪いパターンは，相手の質問を十分理解せずに答え始めてしまうことです。当然会話は全く噛み合わなくなり，場も白けてしまいます。相手の質問をしっかり確認したうえで答えることはとても重要です。
　②は落ち着いて質問に答えるために重要です。つい慌てて答えたくな

質疑応答1　質問を言い換える準備ができているか？

る気持ちを抑えて rephrase するのです。これは案外訓練が必要で，誰しも質問（≒批判）にはできるだけ早く答えたいという防衛本能が働きますが，それをグッと抑えて一呼吸置くのです。絶対にそのほうが落ち着いた良い答えができますし，周りで見ていても余裕があるように見えます。

　そして③は聴衆との一体感，会場の一体感を生むうえで非常に有効です。実際この rephrasing technique は学校の先生が得意なやり方で，ちょっと上から目線の要素はありますが，教育的とも言える方法です。質問を受けて「今○○君が，とっても良い質問をしてくれました。○○君の質問は▲▲ということですね。答えはというと……」という感じです。質疑応答を，発表者が自分を防衛する場ではなく，会場全体が勉強をする場，つまり発表者のプレゼンをさらに深く理解してもらう場に変えたのです。

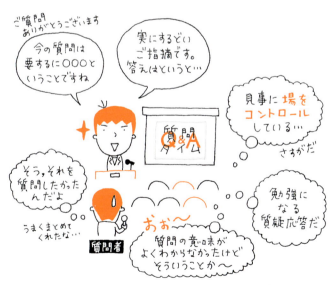

Rephrase すると，質疑応答が良い感じで盛り上がる。
心構えと訓練が必要だが，是非マスターしたいテクニック。

この rephrasing technique には，さらにもう 1 つ，No と即答しなければならない質問に対してもワンクッション置くことで，失礼な印象を避けられるという副次的な効果があります。Q11 では結論を最初に述べることが大事だと説明しました。これは質疑応答にも当てはまりますし，Yes/No をはっきりさせずに変な言い訳から話し始めてしまうのが日本人の質疑応答でよくある悪いところです。しかし英語の native speaker でも，No とストレートに言うのは避けて，意外にオブラートに包む工夫をしています。論文の reject のメールが良い例で，投稿数が多いだの何だの書いてから今回は accept するわけにはいかなかった，と書いていることが多いです。そこで，この rephrasing で相手の質問を繰り返すことがワンクッションの役割を果たします。さらに，「それは良い質問ですが〜」のようなフレーズを付けることもできます。実に便利です。

この rephrasing という冷静な対応をするためには，まずそういう風に答えようという心構え（しかも相当強い）が必要です。そうでなければ絶対に反射的に答えてしまいます。さらに rephrasing を実行するには，それなりに訓練が必要です。予演会などを利用するのがよいでしょう。いったんこのテクニックをマスターすると，質疑応答がすごく楽になります。何と言っても十分な精神的余裕を持って答えられるわけですから。

MESSAGE

**反射的に答えるのではなく，
冷静に rephrase できるよう
心構えと訓練をしておこう。
確実にワンランク上の
質疑応答ができるようになる。**

Q36 質疑応答 2 質問を遮る準備ができているか？

　質疑応答で，1人の質問者が同時に複数の質問をするのをよく目にします。それ自体はよいのですが，その場合必ずと言っていいほど，発表者は1つの質問には答えられますが，他の質問を忘れてしまっています。

　また時々あるのが，長すぎて何がポイントかわからなくなるような質問です。質問者によっては，質問自体よりも自分が話したいために発言してくる場合があり，周りもすっかり困ってしまいます。

　このような場合に「場」をコントロールし，上手く乗り切るために，質問を遮る **interrupting technique** が有効です。あまり失礼にならないように，しかし思い切って相手の発言を遮る **勇気** が必要です。英語であれば"Sorry to interrupt, but…"日本語であれば，「すみません，ではまず，最初のご質問にお答えします」のような感じです。これも **rephrasing technique** 同様，かなりの心構えとそれ相応の訓練が必要です。「2つ質問があります」と来たときに「よし，きたぞ。1つ目の質問で切って，最初に答えるぞ！」と待ち構えるくらいでなければなりません。質問が複数来た場合に，「え～っと，1つ目の質問は何でしたっけ……」というのは，そんなに罪はないですが，時間がもったいないですし，場が締まらなくなります。やはり1つの質問を聴いてそれに答えて次にいく，というのが効率的でしょうし，「あなたが場をコントロールしている感」が出ると思います。

CHAPTER 5　いよいよ本番　相手本位のプレゼンテーションへ

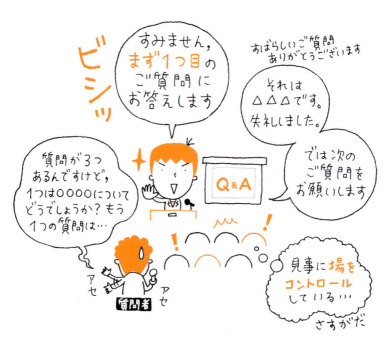

上手に遮って「場」をコントロールしよう。

MESSAGE

複数の質問，
長すぎる質問（または演説）には，
interrupting technique で
勇気を持って遮ろう。
それが皆のためになる。

質疑応答3
泣きつく準備はできているか？

「泣きつく」というと聞こえが悪いかもしれませんが、要は自分の手に負えないと判断したら無理せず、すぐにスルーパスを出すということです。これを crying technique と呼んでいます。このテクニックは次のような場面で活用できます。

①相手の質問が言語として理解できない場合

これは特に英語プレゼンの質疑応答で一番難しい部分かもしれません。大体聴き取れているなら rephrasing technique を使って質問者に確認すればよいですが（**Q35**）、「こりゃだめだ」と思ったら、相手に質問を繰り返してもらうようお願いするのが正しいやり方です。その際、相手が早口で理解できないのであれば、"Sorry I couldn't understand your question. Would you mind repeating it slowly?" などと言うのがいいでしょう。くれぐれも、相手の質問を理解しないまま答えないようにしましょう。議論は噛み合わず、日本人の質疑応答でこれがいつも問題になります。もちろん日本語でも言葉の意味がわからない場合などは同じように聞き返してから答えるべきでしょう。

また、質問がまだ続きそうな途中で「こりゃだめだ」となったら、質問についていけていないままフンフンと話を聴いて最後に「すみません、質問がわかりません……」と言うのではなく（これまたよくある）、途中で interrupting technique（**Q36**）を使って質問を遮り、聴き取れていないことを伝えたうえで、わかりやすく言い直してもらいましょう。

ところで学会会場などで質問の聴き取りが上手くいかないのは，必ずしも純粋なリスニング力だけの問題ではなく，会場の音響や質問者の訛り，緊張度合いなどさまざまな要素があります．なので聴き取れないから自分が悪いと思う必要はなく，正々堂々と聴き取れない旨を伝えましょう（このあたりの詳細は拙書『国際学会発表　世界に伝わる情報発信術指南　流れがわかる英語プレゼンテーション How To』にあります）．

②それでも相手の質問が聴き取れないとき

基本的に Chair（座長）や共同演者に助けを求めることにしましょう．そもそも座長は，発表やその後の議論を進行するためにそこにいるのですから，相手の質問の意味がわからず議論が上手く進まないときに座長

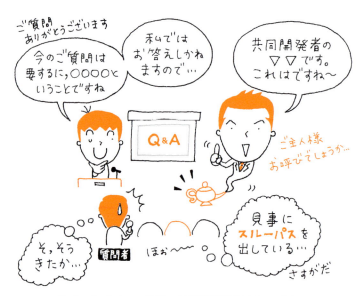

Crying technique を使って共同演者にスルーパス．

が手助けするのは，座長の義務と言ってもいいでしょう．遠慮することはありません．

③質問が難しくて答えられないとき

特に指導を受けている立場のときには，聴き取りとは別のレベルで質問が難しくて答えられないこともあると思います．経験が少ない中で，想定を超えた質問が来てしまうこともあるでしょう．これは決して恥ずかしいことではありません．自分の答えられる範囲である程度答えて，共同演者に助けを求めるか，もし少しも答えられないなら，最初から共同演者に助けを求めるかです．

最後に，**Crying technique** について覚えておいていただきたいのは，**質疑応答は口頭試問やリスニングの試験ではない**，ということです．質問者も聴衆も，質問に対する答えや議論を聞きたいのです．答えるのがあなたであるかどうか，あるいは誰かの力を借りているかどうかは問題ではないし，助けを求めるのは恥ずかしいことではないです．むしろ適切な **help** を求めることは，判断力と勇気を要することなので称賛されるべきことと思います．

MESSAGE

**質疑応答は，口頭試問でも
リスニングの試験でもない．
答えられなければ，積極的に
座長や共同演者に手伝ってもらおう．**

共同演者の役割について

　共同演者といってもスライドのタイトルに名前が載っているだけで，実質的には発表に全く貢献していないという場合もあるでしょう。しかし基本的には論文と同じように，共同演者は発表に関する責任を負っています。特にその研究の指導者，PI（principal investigator），corresponding author の場合はそうです。

　本書の最初に述べましたが，プレゼンテーションはライブとしての威力を持つ一方，上手くいかない場合は評判を落とすといったダメージが論文以上にある諸刃の剣です（Q2）。厳しい言い方ですが，国際学会ではそうした危機意識が低い日本の共同演者が多いと感じます。国際学会での発表では，発表者の属する施設や国を背負います。発表者が質疑応答に上手く対応できないと，施設や，場合によっては日本の研究者全体のイメージを損なう危険性があるのです。実際，日本の研究者は議論ができない人が多いというイメージが国際的にはあるでしょう。これは大きな損失，ひいては国益をも損なうことだと思います。

　質疑応答は発表者の口頭試問やリスニングの試験ではない，という意識は共同演者にも必要です。発表者がそこまで背負い込む必要はない（だから crying technique を使えばいい）のとは裏腹に，共同演者，特に指導者は泣くに泣けない立場にあるのだという覚悟が必要ではないでしょうか。

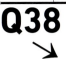

潔く諦めて（明らめて）いるか？

　いよいよ発表が目前に迫ってきました……発表直前まで，あれも言わなきゃ，これも言わなきゃ，と考えてスライドをいじっているのは悪いパターンです．ある程度発表が近づいてきたところで，不十分だなと感じつつも，「まぁこんなところか」「最低，これだけ言っておけばいいか」という最低ラインを見極めて諦めるのが，良いパターンのように思います．最低これだけ言っておけばいいか──の最低とは，本書で繰り返し訴えてきた **take home message**，結語，イイタイコトです（**Q12, 22, 27**）．北極星さえ見失わなければ何とかなります．具体的には，発表の24時間くらい前で諦めるのがいいかもしれません．

　直前までいろいろ調べて，あれもこれも詰め込もう，という気持ちがスライドを **busy** にし，発表を盛りだくさんにしすぎます．ときに発表時間をオーバーさせます．いわゆる「熱くなっている」状態です（**Q7**）．これは聴衆を引かせてしまう大きな要因です．逆に，「あれもこれもあるんだけれど，今回はまぁ，これでいいか」という諦めが，発表をシンプルにし，わかりやすくします．

　「諦める」なんて不謹慎だ．最後まで全力を尽くそう．そう思うかもしれません．しかし大事なのは相手に伝わること，相手本位のプレゼンテーションをすることであって，あなたがどれだけ死力を尽くしたのかは全く問題ではありません．**努力するなら発表の題材となる研究など，もっと前の段階で死力を尽くすべき**です．むしろ発表が近づくほど脱力していくくらいがよいように思います．「諦める」の語源は「明らめる」，つまり明らかにする，だと言います．物事を明らかにして見極め，

| CHAPTER 5 | いよいよ本番 相手本位のプレゼンテーションへ |

悟った状態。これが諦めです。**発表が近づき，緊張して，もっとやらなきゃ〜と思ったら，深呼吸をして，肩の力を抜き，きっぱりと諦めてください**。まぁこんなものか。**今回はこれさえ伝わればいいや**，と。これが明らめです。そうすると無駄なものが見えてきます。あれも捨てていい，これもいらない——いわゆる断捨離です。そうすると発表がどんどんシンプルになります。聴衆の立場からすると，どんどん核心に迫るわかりやすいものになります。

最後までスライドをいじり倒すより，他にいくつか発表前に気を付けていただきたいことがあるので，こちらに注意を払いましょう。

①**体調管理**
発表のときにガラガラ声ではいけません。前日の深酒などはもちろん，上記のようにスライドをいじり倒して徹夜などというのも禁物です。

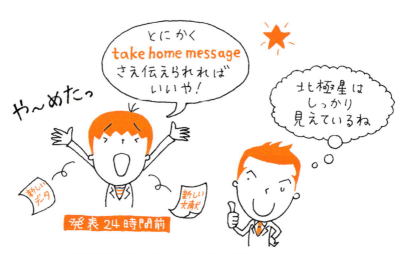

最後までスライドをいじるのはお勧めしない。
北極星を見失わず，イイタイコトをしっかり伝えよう。

②服装

人前で話をするからには，それなりにきちんとした格好をしていきましょう。着飾る必要はありませんが，マナーの問題です。見た目が悪いと印象も悪くなるのは当たり前です。

③頭髪やひげの手入れ

上記と同じ理由で，清潔感を与えるよう，それなりにきちんとしましょう。

④遅刻しない

会場に至るルートを確認しておき，発表に遅れないのはもちろん，データの受け渡しの時間まで考慮して早めに着くようにしましょう。特に国際学会などで大事な発表を控えている場合，国際線は何かあると丸1日遅れてしまうこともありえるので，そこまで考えておきましょう。私は1泊無駄であっても，前々日には現地入りするようにしています。

⑤データのバックアップ

特に大事な発表の場合，万が一パソコンが壊れたりしたときのためにバックアップをとっておきましょう。最近だとクラウド上にバックアップを取れるので，随分安心になりました。

MESSAGE

**あれもこれも言いたいという欲望は，深呼吸をして「こんなもんでいいかぁ～」と諦めよう。
そして「これさえ伝わればいいか」という北極星にフォーカスしよう。**

| CHAPTER 5 | いよいよ本番 相手本位のプレゼンテーションへ |

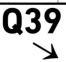

出だしに集中しているか？

　発表前は誰でも緊張するものです。それでいいのです。緊張がなければ良いプレゼンはできません。人間がベストのパフォーマンスができるのは，ほどよい緊張があるときだと知られています。スポーツ心理学などで言う「逆U字仮説」です。私は外科医ですが，これは手術にも当てはまります。ほどよい緊張があると，集中して，困難があっても頑張ってそれを乗り越えていく自分の姿が見えている感じになります。逆にリラックスしすぎているときは，思いもよらぬ落とし穴にはまります。プレゼンの場合も，リラックスしすぎるとダラダラした感じになるし，緊張しすぎると焦ったり頭が真っ白になったりするかもしれません。ほどよい緊張を味方につけることが大切です。

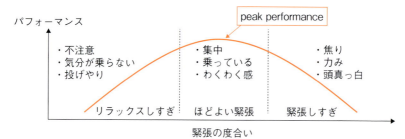

「逆U字仮説」。いわゆる peak performance は，ほどよい緊張があるときに発揮できるとされている。

出だしに集中しているか？

　さて，過度の緊張を乗り越えて発表を成功させるために，発表当日にできることとしてお勧めなのは，発表の「出だし」に集中することです。良いスタートを切ることができると流れに乗れるので，良い感じでプレゼンを進められます。「つかみ」は聴衆の心をつかむのに大事ですが（Q22，23），同時にあなた自身が勢いに乗るうえでも重要です。

　会場に入ってスライド全体を見渡し最終チェックをしたら，あとは出だしに集中しましょう。出だしのセリフを入念にチェックして，そこでつまずかないようにしましょう。

　逆に発表直前にやってはいけないのは，Q38でも説明したような，諦めの悪い悪あがきです。最後に余計なことをスライドに詰め込んだり，内容をいじることは，「このことも言わなきゃ」という変なプレッシャーを自分に与えて，北極星を見失う原因になります。聴衆はそんな細かいことは気にしていないのです。

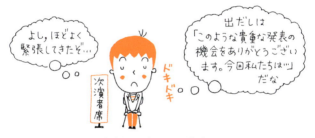

発表直前は出だしに集中。

MESSAGE

**出だしが良ければあとは何とかなる。
ほどよい緊張を生み出すために，
発表直前は「出だし」に集中しよう。**

CHAPTER 5 いよいよ本番
相手本位のプレゼンテーションへ

失敗から学んでいるか？

本書ではここまで，「目の前にあるあなたの発表をいかに準備し成し遂げるか」について説明してきました。しかし喉元過ぎれば熱さ忘れる——どんなに大変な発表も，そのときが過ぎれば過去のものとなってしまいます。これが，accept されるまでは逃れられない論文の執筆とは大きく異なる点であり，結構発表はしているのに論文が書けない人が多い理由です（拙著『なぜあなたは論文が書けないのか？』Q4）。本書の最後に，これからどうやってプレゼン力を伸ばしていけばいいかについて記したいと思います。主なポイントは3つです。

①反省を生かすこと
②他の人のプレゼンを評価すること
③英語プレゼンについては，英語力を地道に身に付けること

③は本書の範疇外ですのでここでは割愛します。

失敗から学び，反省を生かす

自分の失敗から学ぶことほど良い勉強はありません。私自身もこれまでの数多くの失敗，反省を踏まえて本書を書いています。それでもまだまだ反省することは多いです。たとえば時間制限のことにしても，話す速さにしても，ついつい……ということがあります。その意味では本書の内容は「自分のことは棚に上げて……」という誹りを免れないのです

が，それでも常に何がベストかを考え，それに近づけるよう，プレゼンの機会があるたびに心掛けているつもりです。

　反省をする際には，他の人のアドバイスが客観的で最もありがたいものです。もちろん予演会でのアドバイスも貴重ですが，本番の緊張の中で自分のパフォーマンスがどうだったか，同僚や先輩から率直な意見を聞きたいところです。このとき称賛は全く役に立ちません。「いや〜良かったよ」と半ば社交辞令的に言われても，「それでもどこか気になるところはありませんでしたか？」と二度聞きすれば，何か気付いたことを言ってもらえるかもしれません。

他人の発表を参考にする

　自分が失敗しなくても，他の人の失敗（表立った失敗ではなくても）から学ぶこともできます。学会などで**他人の発表を聴くのは，あなたの発表力を向上させる絶好の機会**です。人の発表を聴くときに，単に内容を理解しようとするだけでなく，本書で挙げたようなポイント（例：行数ルールが守れているか，スライドの配色やアニメーションの使い方はどうか，など）について，それぞれの発表者がどれくらいできているのか，できていないのかを批評・採点してみるのです。発表の内容や，そのセッションに興味がないときこそ，むしろ発表力にフォーカスして，この発表者の発表，スライドのどこを改善したらもっと良くなるのか――ということを考えながら発表を聴くとよいと思います。

「良い発表」も，どこが良かったのかを考えてみよう

逆に，この発表は良かったな，ためになったな，と思える発表に出会った場合も，一歩引いた視点から，その発表のどこが良かったから発表が良かったという印象を受けたのかを考えてみるとよいでしょう。学会発表に限らず，たとえば政治家の演説や，最近だとインターネットで無料で閲覧できる TED Talks（https://www.ted.com/talks?language=ja）はとても良い教材です。イントロダクションが聴衆を引き込むようなものだったから，間の取り方や声のトーンが絶妙，結論がはっきりしており，そこに向かって発表全体が進んでいるなど，本書で説明しているいろいろな要素があると思います。そうした**生きた教材**を使って，現状に満足することなく発表力を向上させていきましょう。

MESSAGE

**発表が終わったからと油断してはいけない。
今回の発表や過去の失敗を反省し，
他の人の発表からも積極的に学んで
次の発表につなげよう。**

てるくんのプレゼンテーション 4

―プレゼンのあり方を見つめ直してみよう―

M：さぁてるくん，最後の追い込みだね。どれくらい完成度が高まっているか楽しみにしてきたよ。

てる：前回いろいろ相談させていただいて，内容自体がずいぶん深まったように思います。早速始めます。

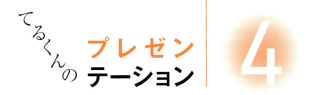

（スライド①）

ではよろしくお願いします。肺移植待機患者の栄養リハビリテーションに関する検討を行いました。

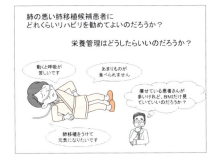

（スライド②）

ここにおられるのは呼吸器内科の先生が多いと思いますが，肺移植の候補になる呼吸不全の患者さんも診ておられると思います。そのような患者さんは，ここに示しているように，あまり物が食べられず，痩せている人が多いです。こうした患者さんは，肺移植を受けることで元気になれる可能性がありますが，では肺移植を良い状態で受

けていただくために，どれくらいリハビリを進めていいのか，栄養管理はどうしたらいいのか悩まれることが多いのではないでしょうか。

　そこで患者さんの栄養，リハビリについての評価を行っていくわけですが，私たちが一般に用いている痩せ・肥満の基準はBMIです。たしかに肺移植候補の患者さんにはBMIが低い方が多いという印象があります。しかし本当にそれだけで十分なのか，というのが，今回検討したテーマです。

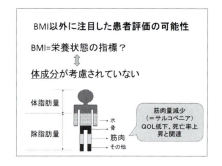

（スライド③）

　BMIは最も一般的な栄養状態の指標かもしれません。しかし，BMIでは体成分が考慮されていません。たとえば，体脂肪量とそれ以外の除脂肪量，さらにそれに含まれる水分，骨，筋肉などです。特に筋肉量の減少はサルコペニアと呼ばれ，一般にQOL低下や死亡率上昇と関連することが知られており，これは肺移植においても重要な可能性があります。

(スライド④)

この研究の目的は，体の構成成分，特に除脂肪量と筋肉量に着目して肺移植候補患者の栄養状態の評価方法を検討することです。

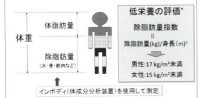

(スライド⑤)

そこで今回われわれは，当院で評価された肺移植候補患者50名を後方視的に検討しました。まず栄養状態の評価には，インボディと呼ばれる体成分分析装置を用いて体脂肪量と，それ以外の除脂肪量を計測し，除脂肪量を身長の2乗で割った除脂肪量指数をもとに，スライドに示した基準を用いて低栄養にあたるかどうかを評価しました。なお，インボディの原理は，基本的に家庭用の体重計に付属している体脂肪率測定と同じで，簡便に測定できます。

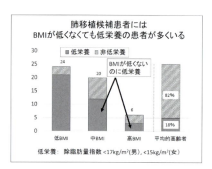

（スライド⑥）

　また，すでに撮影されているCT画像から脊柱起立筋の断面積をスライドに示すようにイメージングソフトウェアで計測することで，筋肉量減少，サルコペニアの程度を推定しました。

（スライド⑦）

　結果を示します。まず患者を従来の肥満・痩せの基準であるBMIに基づいて3群に分け，その中に除脂肪量指数で計算した場合の低栄養の患者がどれくらい含まれているのかを見てみました。

　予想通り，BMIが低い「痩せ」の患者には低栄養が9割以上含まれていました。驚いたことに，BMIが低くない患者にも，除脂肪量指数で定義した低栄養の患者が多く含まれていました。右側には，平均的な高齢者の栄養度の分布を示しています。肺移植候補患者に低栄養の患者が多いことがよくわかります。

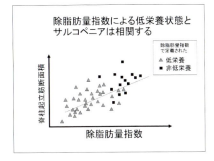

(スライド⑧)

そこでBMIが低くない患者の臨床情報をさらに調べてみると，低栄養の患者の多くが，ステロイドを長期使用している患者であることがわかりました。ここには膠原病関連の間質性肺炎や，骨髄移植後肺障害の患者が多く含まれます。

(スライド⑨)

また，除脂肪量指数による低栄養状態と，脊柱起立筋の断面積から求めた筋肉量減少，サルコペニアの程度は非常に強く相関することがわかりました。

(スライド⑩)

結果をまとめると，肺移植候補患者には，BMIが低くなくても除脂肪量指数から計算した低栄養状態の患者が多くいることがわかりました。これらの患者には特にステロイド使用者が多く含まれていました。また，除脂肪量指数から計算した低栄養状態と，脊柱起立筋の断面積を指標とした筋肉量減少，サルコペニアは強く相関していました。

(スライド⑪)

　心臓移植では，低栄養状態の患者への栄養指導が効果的であることが知られています。また，肺移植患者のサルコペニアと移植後の予後に関係があることが最近報告されました。これらを考慮すると，今回われわれが示したように，BMIが低くない患者においても，体成分をもとにした評価を行うことで低栄養，サルコペニアの患者を同定し，栄養指導やリハビリを強化することで，QOLや肺移植後の成績の向上といったメリットが得られる可能性があります。

(スライド⑫)

　本研究は50人と比較的少ない肺移植候補患者を後方視的に分析した結果です。今後，さらにnを増やして分析する必要があります。また，BMIが低くない場合でも低栄養，低筋肉量の患者がいることがわかりましたが，こうしたケースに対する介入効果については不明です。今後，前向きのデータ集積と検討，また肺移植後の成績と合わせた検討などが必要と思われます。

> **結語**
>
> ステロイド使用者を中心に、中〜高BMIでも低栄養の肺移植候補患者が存在する。BMI以外に、体成分(除脂肪量指数やサルコペニア)を加味した評価と介入にはメリットがある可能性がある。

(スライド⑬)

　結語です。本研究では,ステロイド使用者を中心に,BMIが低くなくても低栄養の肺移植候補患者が存在することを見出しました。BMI以外に,体成分,特に除脂肪量指数やサルコペニアの程度を加味した評価と介入にはメリットがある可能性があり,今後さらなる研究が必要と思われました。以上です。

M:パチパチパチ(拍手)!　かなり良いですね。上級者のプレゼンになったと言っていいでしょう。合格です!

てる:ありがとうございます!　「上級者」のプレゼンにアップグレードすることで,自分自身の研究への理解も深まりました。

M:まさにそこが上級者だね。初級者のプレゼンは,相手に伝わらない。中級者のプレゼンは,ようやく相手に伝わるようになる。上級者のプレゼンは,自分自身がよくわかるようになり,相手にももっとよく伝わる。「人に教えるのが最高の勉強になる」ということだね。

てる:勉強になります!

M:さて,もうこのまま本番でもいいくらいだけど,最後にあと少しだけ,気が付いたことを付け加えましょう。スライドの枚数が増えたこともあって,時間がちょっとギリギリだったね。何とか時間内には収まっているけれど,少し早口だったかな。全体の流れで見てみると,スライド⑩の結果のまとめ,「Summary」はなくてもいいかなという印象です。結語でもまとめ直しているし,わりと短いプレゼンでデータ量も多くないので,途中で整理する必要性は低いでしょうね。

てる:たしかに後半は同じことを繰り返し言っている気がしていました。

M：そういう違和感があるときはどんどん修正していこう。あとはスライド⑫の「Limitation」のスライド。7行になっているよね。日本語スライドなので6行に収めるルールです。7行では絶対ダメというわけじゃないけれど，これを6行に収めよう，という意識が大切です。

てる：最後に付け加えたスライドなので，あまり「相手本位のスライド作り」を意識せずに，パッと書いてしまいました。洗練する意識が足りませんでした。では，こんな感じでどうでしょう。

本研究の限界と今後の展望

- 比較的少ない肺移植候補患者の後方視的分析
  → 今後、さらに多くの患者での分析が必要

- 中～高BMIでも低栄養・低筋肉量の患者に対する
  介入効果は今のところ不明
  →前向きの検討、肺移植後成績の比較等が必要

M：良いと思います。やっぱりちょっとした気遣いですね。かなり見やすくなりました。油断大敵。基本に忠実にやっていきましょう。

てる：はい。心を込めてスライドを作るようにします。

M：さて，本番に向けてですが，もう少しゆっくりかつ時間内に話す練習をすることと，プレゼンの出だしに集中することです（Q39）。

てる：出だしですか？　今のままではダメですか？

M：ダメではないけれど，もう少し気の利いた始め方はできそうですね。今の原稿だと，タイトルを読んでいるだけだと思います。

肺移植待機患者の栄養状態とリハビリテーションに関する検討

T大学医学部附属病院
てるくん、M先生、○○、△△、□□、××、◎◎

（スライド①）

　ではよろしくお願いします。肺移植待機患者の栄養リハビリテーションに関する検討を行いました。

もう少しメッセージを込めた，北極星を見せるような始まりがいいと思います。プレゼンの出だしというのは聴衆の注意力が1番高いところなので（Q22），まずそこでこれからどういう話をするのか，北極星を見せておいて，そこに向かって行くのがなぜ「あなた」にとって重要か，というイントロダクションをする，という流れです。

てる：そうすると，要は北極星は結論ですから，最後のスライドで言ったようなことをそのまま言えばいいということですね。

結語
ステロイド使用者を中心に，中～高BMIでも低栄養の肺移植候補患者が存在する。BMI以外に，体成分（除脂肪量指数やサルコペニア）を加味した評価と介入にはメリットがある可能性がある。

M：基本的にはそうです。ただ，一通り説明を聴いた後でのまとめと，いきなり聴く話とでは，当然受け取り方に違いがあるわけです。そこを意識して，わかりやすく，簡潔かつインパクトがあるように説明してもらうのがよいと思います。

てる：そうすると，ステロイド使用者云々というのは，最初の話としては込み入りすぎているかもしれませんね。BMI以外に，体成分を加味した栄養，リハビリ評価が重要だ，くらいでしょうか。

M：それくらいがいいように思いますね。あまりくどくど言っても伝わらないので，バシッと一言，「これからこんな話をします」というくらいがいいでしょう。タイトルは大抵座長が言ってくれるので，それに続く形でね。もう1つ，この出だしは最初のスライドを出しながら述べる一言ですから，スライドには書かれていない，演者であるてるくんの口からしか発せられない言葉です。そのため，「体成分（たいせいぶん）」という言葉は音として聴衆の耳には意外にピンとこないかもしれません。漢字で書くとわかりますが。なので，あえてここでは「体の構成成分」と言い換えたほうがいいかもしれません。

てる：そんなところまで気を配るのですね。では考えてみます。

```
肺移植待機患者の栄養状態とリハ
ビリテーションに関する検討

T大学医学部附属病院
てるくん、M先生、○○、△△、□□、×
×、◎◎
```

(スライド①改)

　今回，肺移植候補となる患者の栄養・リハビリの評価について発表させていただきます。一般的にはBMIをもとにして痩せ，肥満の評価を行いますが，筋肉の量など，体の構成成分にも注目した評価がより効果的かもしれません。

M：いい感じですね。長すぎず，でも何をこれから話すのかコンパクトにまとまっていると思います。てるくんも，この2行ほどのセリフはいろいろ考えた結果だと思います。

てる：そうですね。話し言葉としてどう説明するかは，意外と悩みました。思いつきでは，冗長になったり，的を外したりしそうです。

M：そうなんです。最初の一言は重要で，かつ意外に難しい。ここで上手に話に入れると，聴衆もついてきてくれるし，その後がすごく進めやすいです。だから，発表直前は，この最初の一言を，いかに聴衆に語りかけるようにスムーズに言えるかに集中していくのがよいと思います。あとの部分は自然についてきます！

てる：よくわかりました。いつも発表直前はナーバスになって，つい余計なデータを加えたりしてしまうのですが，出だしに集中ですね。

　後日，てるくんは，立派に発表を行うことができました。この発表準備を通して相手の立場に立つことの重要性を学んだてるくん，研究者としても一回り成長したようです。これからも頑張れ，てるくん！

あとがき

『なぜあなたは論文が書けないのか？』，『なぜあなたの研究は進まないのか？』の2冊が，医学・医療関係者はもちろん，研究に携わる文系の方々からも好評をいただいているそうです．経験を元にしたトラブルシューティングのアプローチは，研究の本質という意味で，文系・理系を問わず共通したものがあったのだと思います．そして今回，シリーズ続編として，主に学会発表をテーマに，『なぜあなたの発表は伝わらないのか？』を執筆させていただきました．ここに書かれた内容は，発表の表面的な成功にとどまらず，自分自身の研究内容を見つめ直し，自分がイイタイコトを再発見する過程を通して，広く将来のビジョンを築くために有用なものだと確信しています．つまりは，論文と並んで研究の両輪を成すべき「プレゼンテーション」とはどういうものか，という話です．そして，このような視点もまた，さまざまな分野に共通したものではないかと思います．

具体例があったほうがわかりやすいだろうということで，今回再び「てるくん」にも登場してもらいました．他分野の皆さんには，具体例がどうしても医学ネタになってしまうのが申し訳ないのですが，可能な限り一般に理解しやすいテーマを選択したつもりです．これに際してご協力・ご教示いただきました東京大学医学部附属病院病態栄養治療部の大谷藍さんには，この場を借りて御礼申し上げます．また本シリーズを継続するにあたり，メディカルレビュー社の尾中益子編集部長，堀内亮介様には引き続き大変お世話になりました．実に丁寧な読者目線，「相手本位」の編集作業であるとあらためて感謝いたします．

「はじめに」でも述べましたが，論文や研究そのものと違って，発表に関して本当に困ったと感じている人は意外に少ないのかもしれません．しかしそこが落とし穴であり，特に日本人研究者が損をしている部分でもあると思います．本書が日本の研究レベルの底上げに僅かでも寄与できれば幸いです．

2017年5月5日
新緑の美しい五月晴れの京都にて

佐藤 雅昭

プロローグ
そもそもプレゼンとは？

メッセージリスト

Message List

Q1
論文にはない，「ライブ」の威力を認識しているか？

良い発表は，相手を引き込む「ライブ」であり，コミュニケーションだ。研究成果を世に送り出すために，論文と両輪を成す重要な役割がある。（→ P.8）

Q2
発表は諸刃の剣だと気付いているか？

発表の持つ「怖さ」を知ろう。一期一会の精神で，きっちり結果を残していこう。（→ P.12）

Q3
あなたの「発表」は，進化の歩みを止めていないか？

（特にある程度経験のある人へ）惰性で発表していないか？少しでも良くなるように工夫しているか？　今日の発表こそが自己ベストであるように，意識して進化し続けよう。（→ P.14）

Q4
英語の発表だからと必要以上にビビっていないか？

日本語でも英語でも，発表の基本は同じ。日本語だからと疎かにせず，英語だからとビビらず，プレゼンの本質を見失わないようにしよう。（→ P.16）

Message **List** メッセージリスト

CHAPTER 1 相手本位のプレゼンテーションとは？
The audience is always right.

Q5
「相手本位のプレゼンテーション」を意識しているか？

発表は，相手がどう受け取るかがすべてである。"The audience is always right." 常に，聴衆にはどう見え，どう伝わるかを意識しよう。（→ P.20）

Q6
時間内に終われるか——発表は相手の時間を消費するものだと認識しているか？

時間オーバーは，自分への甘さ，周りへの大迷惑。気合いの入りすぎや依頼された講演は特に要注意。（→ P.23）

Q7
熱くなりすぎていないか？

クールダウンしよう。盛りだくさんは伝わらない。情報は冷静に取捨選択してはじめて伝わる。（→ P.26）

Q9
聴衆がどんな人たちかを知ろうとしているか？

まず聴衆を知ろう。テーマ，話し方，言葉遣い，話の展開，すべては聴衆次第だ。"The audience is always right."（→ P.31）

Q8
発表が双方向コミュニケーションだと意識しているか？

プレゼンは対話の延長，双方向コミュニケーションだという意識と姿勢を持とう。（→ P.28）

Q10
聴衆はあなたの発表に興味がない，と認識しているか？

ハッキリ言って聴衆は，あなたの話に興味はない。こっちを振り向かせるには，あなたの努力と姿勢が物を言う。それが相手本位のプレゼンテーションだ。（→ P.35）

Q11
結論を最初に言う習慣を身に付けているか？

伝えるためにはまず結論。「結・理由・転・結」のロジックを身に付けよう。（→ P.37）

CHAPTER 2 相手本位のスライド作り
聴衆に負荷をかけないための原則

Q12
その発表でイイタイコトを20秒で述べられるか？

「イイタイコト」があるから発表するのではない。発表するから「イイタイコト」が見えてくるのだ。（→ P.41）

Q13
できるだけ絵や図にしているか？

百聞は一見に如かず。手間を惜しまず，絵や図で表せないか考えよう。その過程がイイタイコトを明確化する。（→ P.50）

Q14
6行ルール（英語なら7行）を守れているか？

妥協なく，「6行ルール（日本語）」「7行ルール（英語）」を死守しよう。これは，無駄を省き洗練することで，イイタイコトが驚くほど明確になる魔法のルールだ。（→ P.54）

Q15
箇条書きやフローチャートで視覚化できているか？

箇条書き，矢印，フローチャートで文章スライドを視覚化しよう。情報整理で，自分にも聴衆にも「イイタイコト」が明確になる。（→ P.59）

Q16
アニメーションを上手く使えているか？

アニメーション機能を上手く使って，1枚のスライドの中にも物語を展開しよう。（→ P.62）

Q17
1秒で伝わるスライドタイトルを付けているか？

スライドのタイトルにあなたのメッセージを乗せよう。効果的な「見出し」で聴衆を誘導しよう。（→ P.65）

Message **List**

メッセージリスト

Q18
まさか聴衆に視力検査をさせていないか？

見やすいスライドは基本中の基本。相手が見やすいスライド作成を徹底しよう。(→ P.67)

Q19
安易なコピペに頼っていないか？

安易なコピペは単なる手抜き。不要な情報を消去し、相手に必要な情報のみを提示する努力を惜しまないこと。(→ P.73)

Q20
自分にしかわからない略語を使っていないか？

あなたが定義した略語を聴衆は覚えてはくれない。略語の使用は聴衆の「常識」に合わせて。(→ P.75)

Q21
派手になりすぎていないか？

奇をてらったり、自分が楽しい配色やフォント、アニメーションは、聴衆にとって気が散るだけの煩わしい存在。落ち着いた雰囲気のスライド作りを心がけよう。(→ P.79)

CHAPTER 3　パート別・プレゼンテーションのコツ
聴衆をイイタイコトに導くために

Q22
向かうべき北極星を最初に示せているか？

聴衆の集中力が一番高いプレゼンの最初に、発表がどこに向かうか「北極星」を示そう。発表内容が複数パートに分かれるなら、アウトラインを示しながら聴衆を誘導しよう。(→ P.92)

Q23
「自分の問題だ」と思わせるイントロダクションにしているか？

聴衆に応じて、「自分の問題だ」と思ってもらえるようイントロダクションを工夫しよう。人は、自分のことになると必死になる。(→ P.96)

Q24
サラッと本題に入れているか？

長すぎず，聴衆を波に乗せたところでサラッと本題に移るのが良いイントロダクション。発表全体の4分の1，多くても3分の1以内にとどめよう。（→ P.101）

Q25
相手に解釈を任せていないか？

データは生のままではなく，きっちり料理してから提供しよう。イイタイコトを明確にし，それにつながる情報だけを厳選し，イイタイコトが1秒で伝わるタイトルを付けよう。（→ P.103）

Q26
明日に向かって発表しているか？

研究のLimitationでネガティブに収束するのではなく，Limitationを越えてどうするかの将来像を示そう。未来に向かってポジティブに，発表終盤を攻めぬこう。（→ P.108）

Q27
結語（take home message）を意識しているか？

最後の「結語（Conclusion）」は2文，20秒程度で言い切れる内容で。Take home messageとして少し長めに示す意識を持つ。（→ P.111）

CHAPTER 4
プレゼンテーションを洗練する
それで本当にイイタイコトが伝わるのか？

Q28
すべてのスライドのベクトルが北極星に向かっているか？

スライドを作ってもイイタイコトがしっくりこなければ，納得いくまで探し求めて四苦八苦しよう。イイタイコト（＝北極星）が見つかったら，そこに向かわないスライドは容赦なく切り捨てよう。（→ P.116）

Q29
時間制限を早口でカバーしようとしていないか？

発表を時間内に収めようと早口になれば，イイタイコトは伝わらない。1枚のスライドは，あなたが思うほど重要ではない。勇気を持って断捨離しよう。（→ P.118）

[Message **List**] メッセージリスト

Q30
「話してみた感じ」でセリフとスライドを調整できているか？

あなたの自然な話し方がスムーズなプレゼンには必要。声に出して「話した感じ」に、原稿とスライドを合わせよう。（→ P.120）

Q31
人の言うことに耳を傾けているか？

他人の批判的な意見に感謝しよう。もし相手を理解させることができていないなら、まだ何か足りないところがあるのだ。（→ P.123）

Q32
自分の話し方の癖を見抜いているか？

自分の話し方の癖を見抜くには、客観視できる方法での練習が有効。セリフを決める、結論を最初に述べることで、無意識の緊張、不安も克服できる。（→ P.125）

Q33
音程を下げて、腹には力を入れているか？

説得力のある声で話すコツ：1オクターブ下げるつもりで腹から声を出そう。自信に満ちた話し方が、落ち着き、安心、力強さをもたらす。（→ P.128）

Q34
「立て板に水」になっていないか？

スムーズすぎる発表は、かえって頭に残らない。不安に打ち勝つ「力強い沈黙」が聴衆の脳を活性化し、双方向コミュニケーションを成立させる。（→ P.130）

CHAPTER 5

いよいよ本番
相手本位のプレゼンテーションへ

Q35
質疑応答1
質問を言い換える
準備ができているか？

反射的に答えるのではなく，冷静にrephraseできるよう心構えと訓練をしておこう。確実にワンランク上の質疑応答ができるようになる。（→ P.152）

Q36
質疑応答2
質問を遮る準備ができているか？

複数の質問，長すぎる質問（または演説）には，interrupting techniqueで勇気を持って遮ろう。それが皆のためになる。（→ P.155）

Q37
質疑応答3
泣きつく準備はできているか？

質疑応答は，口頭試問でもリスニングの試験でもない。答えられなければ，積極的に座長や共同演者に手伝ってもらおう。（→ P.157）

Q38
潔く諦めて（明らめて）いるか？

あれもこれも言いたいという欲望は，深呼吸をして「こんなもんでいいかぁ〜」と諦めよう。そして「これさえ伝わればいいか」という北極星にフォーカスしよう。（→ P.161）

Q39
出だしに集中しているか？

出だしが良ければあとは何とかなる。ほどよい緊張を生み出すために，発表直前は「出だし」に集中しよう。（→ P.164）

Q40
失敗から学んでいるか？

発表が終わったからと油断してはいけない。今回の発表や過去の失敗を反省し，他の人の発表からも積極的に学んで次の発表につなげよう。（→ P.166）

著者略歴

佐藤 雅昭（さとう まさあき）
東京大学医学部附属病院呼吸器外科講師

1999年
京都大学医学部卒業

2003年
カナダ・トロント大学大学院Institute of Medical Science

2008年
Doctor of Philosophy (Ph.D.) を取得
Toronto General Hospitalにて胸部外科・肺移植臨床フェロー

2010年
Surgeon scientist, Toronto Lung Transplant Program

2011年
京都大学医学部附属病院呼吸器外科助教，
トロント大学Affiliate Scientist兼務

2015年5月より現職

　外科専門医，呼吸器外科専門医。研究テーマは肺移植後慢性拒絶，精密胸腔鏡下肺切除のための気管支鏡下肺マッピング（**VAL-MAP**）法など。これまでトロント大学，京都大学，東京大学で多くの若手医師・研究者，大学院生の研究，論文執筆を指導してきた。

著書
『医系 大学院・研究留学，いつどこで何をする？
　流れがわかる研究トレーニングHow To』
（共著，2010年，メディカルレビュー社）

『改訂版　症例報告，何をどうやって準備する？
　流れがわかる学会発表・論文作成How To』
（2011年，メディカルレビュー社）

『国際学会発表　世界に伝わる情報発信術指南
　流れがわかる英語プレゼンテーションHow To』
（2013年，メディカルレビュー社）

『なぜあなたは論文が書けないのか？
　理由がわかれば見えてくる，論文を書ききるための処方箋』
（2016年，メディカルレビュー社）

『なぜあなたの研究は進まないのか？
　理由がわかれば見えてくる，研究を生き抜くための処方箋』
（2016年，メディカルレビュー社）

なぜあなたの発表は伝わらないのか？

できてるつもり!? そこが危ないプレゼンテーション

定価 本体2,300円（税別）

2017年8月10日第1版第1刷発行
2020年7月1日第1版第3刷発行Ⓒ

著　者　佐藤 雅昭
発行者　松岡 武志
発行所　株式会社メディカルレビュー社
　　　　〒541-0046 大阪市中央区平野町3-2-8 淀屋橋MIビル
　　　　電話／06-6223-1468（代）　振替 大阪6-307302
　　　　編集部
　　　　電話／06-6223-1667　FAX／06-6223-1338
　　　　✉ r-horiuchi@m-review.co.jp
　　　　〒113-0034 東京都文京区湯島3-19-11 湯島ファーストビル
　　　　電話／03-3835-3041（代）
　　　　販売部
　　　　電話／03-3835-3049　FAX／03-3835-3075
　　　　✉ sale@m-review.co.jp
URL　**http://www.m-review.co.jp**

●本書に掲載された著作物の複写・複製・転載・翻訳・データベースへの取り込みおよび送信（送信可能化権を含む）・上映・譲渡に関する許諾権は（株）メディカルレビュー社が保有しています。
● JCOPY ＜出版者著作権管理機構 委託出版物＞
本書の無断複写は著作権法上での例外を除き禁じられています。複写される場合は、そのつど事前に、出版者著作権管理機構（電話 03-3513-6969, FAX 03-3513-6979, e-mail : info@jcopy.or.jp）の許諾を得てください。

印刷・製本／（株）アイワード
乱丁・落丁の際はお取り替えいたします。

ISBN978-4-7792-1931-3 C3047